DR. MED. WOLF FUNFACK

metabolic balance®

Für Diabetiker

Durch Ernährungsumstellung zu mehr Lebensqualität:
So kommt der Stoffwechsel natürlich ins Gleichgewicht

südwest

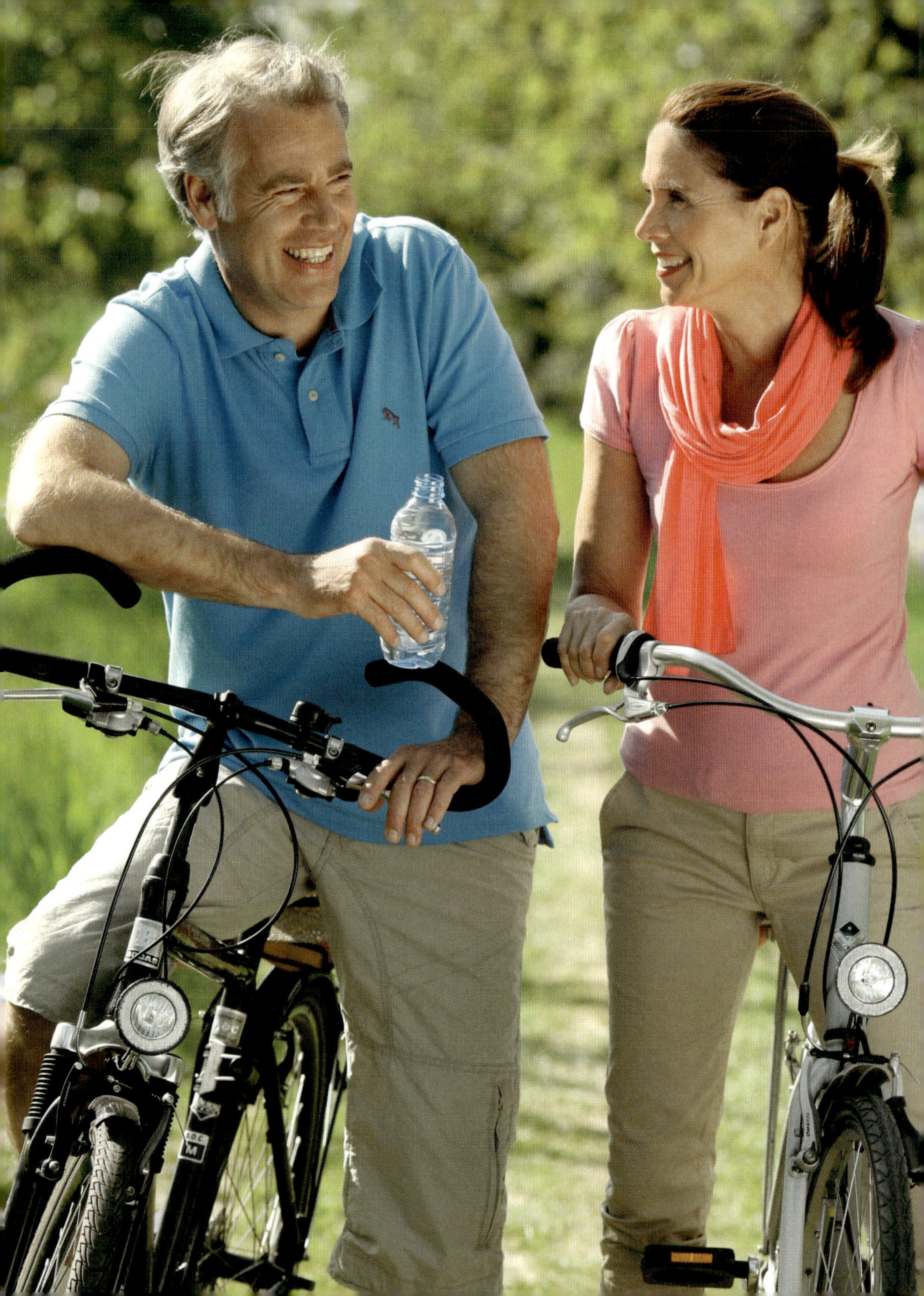

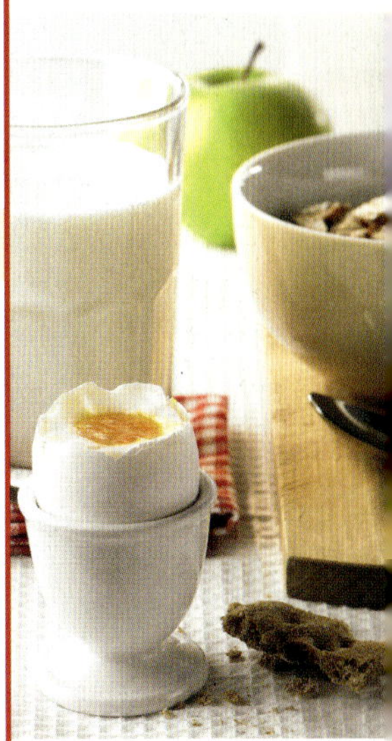

Wertvolles Eiweiß und Äpfel stehen bei Metabolic Balance® auf dem täglichen Speiseplan.

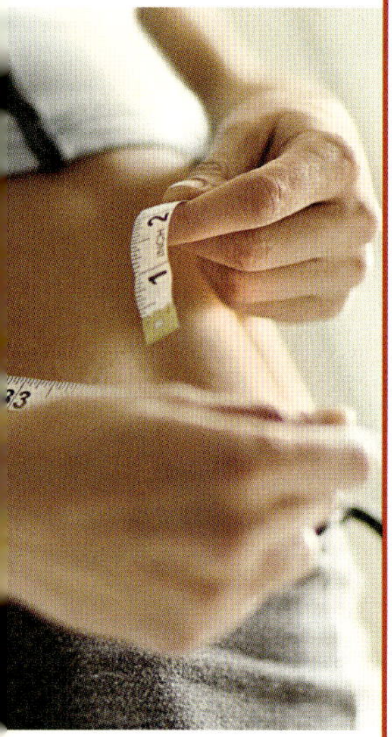

Der Taillenumfang gibt Auskunft über den Gesundheitsstatus. Mehr dazu auf Seite 45.

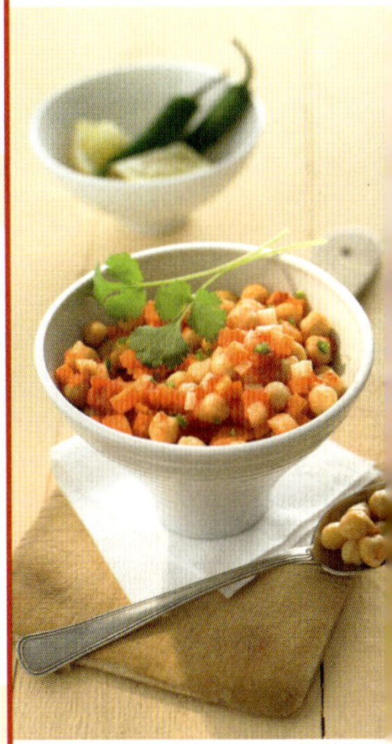

Das Rezept für den indischen Kichererbsentopf steht auf Seite 152.

Zusammenhänge verstehen

Dieses Buch bietet Ihnen, als Patienten und Interessierten, umfassende Informationen, Rat und Hilfe rund um die Stoffwechselkrankheit Diabetes mellitus. Es beschreibt, was die »Zuckerkrankheit« ist, welche Therapien es gibt und vor allem, was Sie in Sachen richtiger Ernährung selbst machen können, um den Krankheitsverlauf positiv zu beeinflussen. Viele, häufig übergewichtige Menschen haben zwar vom Arzt noch nicht die Diagnose Diabetes erhalten, befinden sich aber bereits in einem Vorstadium der »Zuckerkrankheit«, leiden am Metabolischen Syndrom. Deshalb unser Angebot zur Hilfestellung: Lassen Sie es erst gar nicht so weit kommen, dass auch bei Ihnen die Diagnose Diabetes gestellt wird, sondern stellen Sie Ihre Weichen schon frühzeitig in Richtung Gesundheit. Gerade bei Diabetes ist es sehr wichtig, die Erkrankung und ihre Ursachen richtig zu verstehen. Dann sind Sie der »Zuckerkrankheit« nicht mehr machtlos ausgeliefert, sondern Sie können aktiv durch eine gesunde Ernährungsweise positiv ins Krankheitsgeschehen eingreifen.

Viele Menschen wissen gar nicht, dass sie sich schon in der Frühphase des Diabetes befinden. Dieser »Prä-Diabetes« ist weltweit im Vormarsch. Doch mit der richtigen Ernährung kann man sehr viel für die eigene Gesundheit tun.

Der Stoffwechsel soll im Gleichgewicht sein

Diabetes mellitus ist eine Stoffwechselkrankheit. Und die Ernährungsweise à la Metabolic Balance® zielt auf einen gesunden Stoffwechsel ab. Was also liegt näher, als sich stoffwechselgesund zu ernähren? Als Arzt für Innere Medizin und Begründer der Metabolic-Balance®-Methode habe ich unzählige Diabetiker in meiner Praxis behandelt und den eindeutig positiven gesundheitlichen Effekt feststellen können, den diese diabetesgesunde Ernährungsweise hat: Sie versetzt den Körper wieder in die Lage, die für seine Stoffwechselfunktionen wichtigen Enzyme und Hormone selbst in den richtigen Mengen herzustellen.

Richtig handeln, um gesund zu bleiben

Die gesundheitlichen Erfolge meiner Patienten haben mich dazu motiviert, speziell für Diabetiker ein Buch zu schreiben. Einerseits, um die Zusammenhänge von Fehlernährung und Krankheitsrisiko aufzuzeigen, andererseits, um den Betroffenen einen Weg aus dem Dilemma zwischen Krankheit und Ernährung zu weisen. Denn einmal verinnerlicht, haben die Betroffenen mit der Ernährungsweise nach den Metabolic-Balance®-Grundsätzen den Schlüssel selbst in der Hand, die Enzym- und Hormonproduktion – und damit auch die Insulinausschüttung – auf natürliche Art und Weise günstig zu beeinflussen. Und das ohne dabei auf Geschmack und Genuss verzichten zu müssen! Mit Hilfe von Metabolic Balance® gelingt es, den Insulinspiegel im Körper konstant niedrig zu halten und dem Körper all die Baustoffe zu liefern, die er benötigt. So kommen auch die wichtigen Stoffwechselvorgänge im Körper wieder in die richtige Balance. Denn Essen ist keine Sünde, sondern kann und soll Spaß machen. Und auf Genuss wird bei Metabolic Balance® großer Wert gelegt.

Nicht jeder, der betroffen ist, kennt sich mit Diabetes gut aus, aber jeder weiß, was die Erkrankung bedeutet: Tabletten, Spritzen und der vermeintliche Verzicht auf Genuss und leckeres Essen. Metabolic Balance® weist jedoch einen Weg aus diesem Dilemma.

Das Wohlbefinden selbst gestalten

Die meisten Menschen sind nicht bereit, ab der Diagnose »Zucker« ein Leben lang streng Diät zu halten und auf jeglichen Genuss zu verzichten. Und das müssen sie auch nicht. Ernähren Sie sich ab sofort auf gesunde Art und Weise, stabilisieren Sie Ihren Blutzucker und nehmen Sie nebenbei noch etwas ab. Ein Konzept, das aufgeht, wenn Sie sich an Ihren ganz persönlichen Ernährungsplan und die Metabolic-Balance®-Grundregeln halten. Machen Sie mit uns die Tore zu mehr Gesundheit und Vitalität auf! Dabei wünsche ich Ihnen von ganzem Herzen viel Erfolg.

Dr. med. Wolf Funfack

Diagnose »Zucker«

Wer plötzlich die Diagnose Diabetes erhält, wird versuchen, sich schnell über diese Krankheit zu informieren. Die Möglichkeiten dazu sind in Büchern oder auf Internetseiten und in Selbsthilfegruppen nahezu unbegrenzt. Informationen sind hier äußerst wichtig, denn je mehr Sie über diese Störung Ihres Stoffwechsels und die Hilfemöglichkeiten wissen, desto sicherer können Sie damit umgehen.

Immer mehr Menschen weltweit erkranken

Sie sollen verstehen lernen, warum Sie bestimmte Lebensmittel bevorzugen und mit anderen etwas sparsamer umgehen müssen. Sie sollen wissen, wie Sie sich insgesamt zu verhalten haben, um so angenehm wie möglich zu leben.

Fühlten Sie sich auch schon seit Längerem müde, schlapp und ausgelaugt, litten zudem ständig unter quälendem Durst? Anfangs ignorierten Sie die Symptome, dann sind Sie aber doch zum Arzt gegangen, und der stellte bei Ihnen einen erhöhten Blutzucker fest. So oder ähnlich geht es täglich vielen Menschen in Deutschlands Arztpraxen. Doch mit der Diagnose »Zucker« sind Sie nicht allein. Weltweit leiden rund 246 Millionen Menschen unter Diabetes mellitus. Allein in Deutschland sind es zwischen sechs und acht Millionen Menschen, und es werden immer mehr. Es ist schon erstaunlich, dass gerade in westlichen Ländern mit hohen Ausgaben für das Gesundheitswesen das Gegenteil von dem eingetreten ist, was die vielen Gelder eigentlich bezwecken sollten: Aufklärung zur gesunden Lebensführung. Ein Großteil der Kosten im Gesundheitswesen hat ihre Ursache in der Fehlernährung. Weltweit schätzt die WHO (World Health Organisation) die Zahl der übergewichtigen Erwachsenen auf über eine Milliarde. Der Löwenanteil der Kosten geht also auf das Konto Lebensstil: Zu viel und zu süße Nahrung und wenig Bewegung sorgen für die Explosion der Volkskrankheiten wie Herz-Kreislauf-Erkrankungen, Rücken- und Gelenkprobleme, Gicht und Rheuma, Karies – und allen voran Diabetes.

Blutwerte im Überblick

Normalwerte

Bei einem gesunden Menschen ist in diesen Bereichen alles normal:

Blutzuckerwerte	
Nüchtern	60–110 mg/dl (3,3–6,1 mmol/l)
Eine Stunde nach dem Essen	> 110–125 mg/dl (6,1–6,9 mmol/l)
Nach einem sehr kohlenhydratreichen Essen	bis zu 140 mg/dl (7,8 mmol/l)

Blutfettwerte	
Triglyzeride	< 175 mg/dl

Prä-Diabetes

In der Diabetes-Frühphase deuten folgende Werte auf eine beginnende »Zuckerkrankheit« hin:

Blutzuckerwerte	
Nüchtern	> 110–125 mg/dl (6,1–6,9 mmol/l)
Gelegenheits-Blutzucker (zwei Stunden nach einer Mahlzeit)	140–199 mg/dl (7,8–11 mmol/l)

Blutfettwerte	
Triglyzeride	> 175 mg/dl

Erhöhte Triglyzeridwerte (über 175 mg/dl) sind der früheste Hinweis auf einen beginnenden Diabetes auch bei noch normalen Werten für Blutzucker.

Diabetes

Die Diagnose Diabetes gilt als gesichert bei:

Blutzuckerwerte	
Nüchtern-Blutzucker bei zweimaliger Testung	≥ 126 mg/dl (7,0 mmol/l)
Gelegenheits-Blutzucker (im Verlauf des Tages gemessen)	≥ 200 mg/dl (11,1 mmol/l)

Fazit Sobald Ihre Werte die eines Gesunden überschreiten, sollten Sie im Sinne einer Prävention Ihren Lebensstil unbedingt ändern.

Übernehmen Sie die Verantwortung!

Nehmen Sie Ihr Leben ab jetzt verantwortungsvoll selbst in die Hand und tun Sie aktiv etwas gegen Ihre Beschwerden und dafür, wieder gesund zu werden. Beispielsweise indem Sie für ausreichend Bewegung sorgen und vor allem Ihre Ernährung umstellen sowie ganz bewusst Ihre Nahrungsmittel, Ihre »Lebens-Mittel« verzehren. Dann haben Sie eine echte Chance, die Blutzuckerwerte konstant im Normalbereich zu halten und damit das Leben eines Gesunden zu führen. Der Schlüssel dazu heißt Metabolic Balance® – dies ist eine Ernährungsform, die einen entgleisten Stoffwechsel wieder in die richtigen Bahnen lenkt. Und das hat noch eine ganze Menge weiterer positiver Effekte auf Gesundheit und Gewicht. Bei Metabolic Balance® darf man sogar schlemmen – und zwar dem eigenen Stoffwechsel entsprechend, mit einem ganz individuell für Sie erstellten Ernährungsplan auf Basis Ihrer persönlichen Blutwerte. Werden Sie also aktiv, lernen Sie die Hintergründe der Erkrankung kennen und tun Sie dann etwas für Ihre Gesundheit. Denn die Diagnose »Zucker« ist kein feststehendes Urteil.

Pro Tag werden bei Metabolic Balance® nur drei Mahlzeiten verzehrt. Zudem wird großer Wert darauf gelegt, Lebensmittel zu essen, die den Insulinspiegel nur mäßig beeinflussen.

Bleiben Sie der Kapitän Ihres Lebens

Hunderttausende Menschen profitierten bereits vom Metabolic-Balance®-Stoffwechselprogramm, gesunde wie kranke. Auch wer nicht von Diabetes oder dem Metabolischen Syndrom betroffen ist, tut mit dieser gesunden Ernährungsweise in jedem Fall etwas für seine Gesundheit. Typ-2-Diabetiker (siehe hierzu Seite 22), denen die Ernährungsregeln nach der Stoffwechselumstellung in Fleisch und Blut übergegangen sind, konnten die Medikamentengabe reduzieren und zum Teil sogar ganz auf das Insulinspritzen verzichten. Entscheiden auch Sie sich für mehr Gesundheit und gegen diese Krankheit – denn vieles haben Sie selbst in der Hand, und Sie können die

Dinge zum Guten hinlenken. Lassen Sie nicht die »Zuckerkrankheit«, den Diabetes, über Ihr Schicksal bestimmen, sondern steuern Sie das Ruder des Lebens ab jetzt wieder selbst!

Fallbeispiel Rita, 109 Kilogramm

Die Büroangestellte Rita (48) brachte bei einer Körpergröße von 1,68 Metern satte 109 Kilogramm auf die Waage. Sie schwitzte und wirkte kurzatmig, als sie zum ersten Mal zu unseren Metabolic-Balance®-Vorträgen in die Praxis kam. Zu Hause habe sie viele Diätbücher, erklärte sie. Aber sie wisse trotzdem nicht, wie sie es eigentlich anstellen solle, abzunehmen. Oft habe sie keine Zeit und mache sich abends schnell eine Fertigpizza warm oder koche sich Nudeln. Auch auf Light-Produkte sei sie schon umgestiegen. Die Chance, anhand eines persönlichen Blutbildes und des daraus resultierenden individuellen Ernährungsplans doch noch abzunehmen, ihr Diabetesrisiko zu senken und etwas für ihre Gesundheit zu tun, bewegte Rita schließlich dazu, die Metabolic-Balance®-Stoffwechselumstellung auszuprobieren. Genau im richtigen Moment, denn ihr Blutbild wies bereits auf Diabetes Typ 2 hin, und auch der Blutdruck war bedenklich hoch. So begann sie mit ihrem Ernährungsplan und nahm schon in der ersten Woche deutlich ab. Es ging ihr schlagartig besser: Ein gesunder Schlafrhythmus stellte sich wieder ein, das Schwitzen verschwand, und ihre Energie kehrte zurück. Bereits nach 14 Tagen hatten sich auch Blutdruck und Blutzuckerwerte wieder normalisiert. In rund sechs Monaten nahm Rita 34 Kilogramm ab. Heute integriert sie die Metabolic-Balance®-Ernährungsregeln in ihren täglichen Speiseplan, sie fühlt sich rundum gesund und wohl in ihrer Haut und kann auch ihr Gewicht halten. Ihre frühere unbändige Lust auf Kuchen und Snacks gehört längst der Vergangenheit an, sie kann nun auch leicht auf Süßigkeiten verzichten.

Es gibt viele Diabetesfälle. In Pflegeeinrichtungen des Kreises Heinsberg in Nordrhein-Westfalen beispielsweise ist bei mehr als jedem vierten Bewohner bzw. Patienten ein Diabetes mellitus bekannt. Dabei handelt es sich häufig um Menschen, die eine Insulinbehandlung benötigen.

Hintergrundinformationen zu Diabetes. Antworten auf die Fragen: Welche Typen werden unterschieden? Wie wirkt Insulin? Wie gelangt der Zucker aus der Nahrung in die Zellen?

Diabetes – die neue Volkskrankheit

Nur wer Bescheid weiß, kann richtig handeln

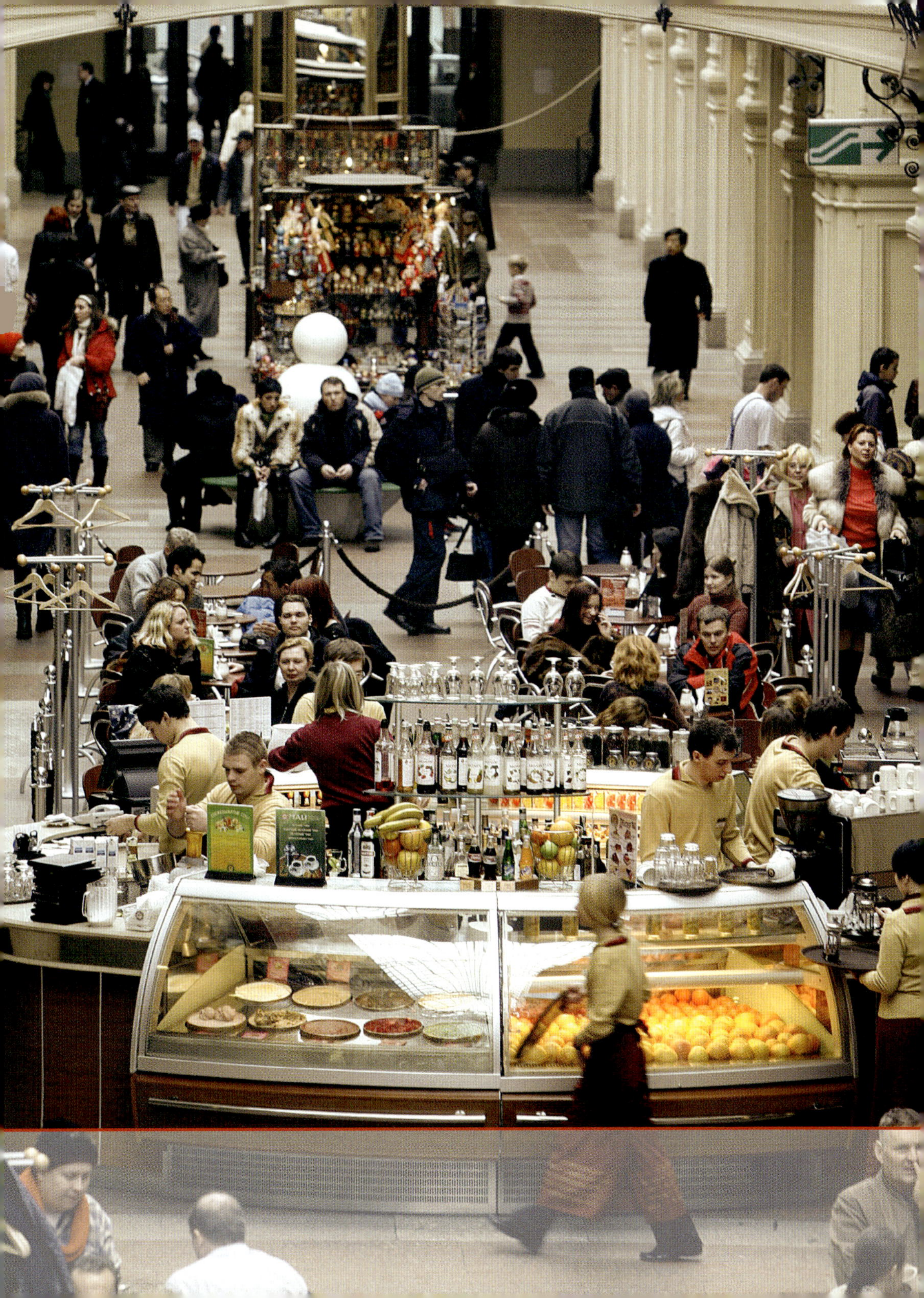

Von Diabetes betroffen sind vor allem Menschen über 40 Jahre – Männer mehr als Frauen. Zahlen der AOK Hessen belegen für das Jahr 2004, dass ca. 1,9 Millionen Diabetes-Patienten mit Insulin behandelt wurden – darunter machen lediglich rund 20 Prozent die auf Insulin angewiesenen Typ-1-Diabetiker aus.

Deutschland = Diabetesland

Wirft man einen Blick auf die Statistik, dann ist unübersehbar: Deutschland entwickelt sich zum Diabetesland! Bereits im Jahr 2001 waren 6,9 Prozent aller Deutschen wegen einer »Zuckerkrankheit« in ärztlicher Behandlung. 2004 waren es bereits 7,6 Prozent, und der Gesundheitsbericht von 2008 geht davon aus, dass nun über 9 Prozent der deutschen Bevölkerung an Diabetes mellitus erkrankt ist.

Erschreckende Zahlen

Rund 95 Prozent der Diabetes-Patienten in Deutschland leiden an Diabetes Typ 2, dessen Ursache falsche Ernährung ist. Lediglich 5 Prozent – derzeit rund 360 000 Menschen – sind Typ-1-Diabetiker, die auf Insulin angewiesen sind. Vergleicht man diese Zahlen mit denen von 1988, so ist es innerhalb von 20 Jahren zu einem Krankheitsanstieg von rund 54 Prozent gekommen!

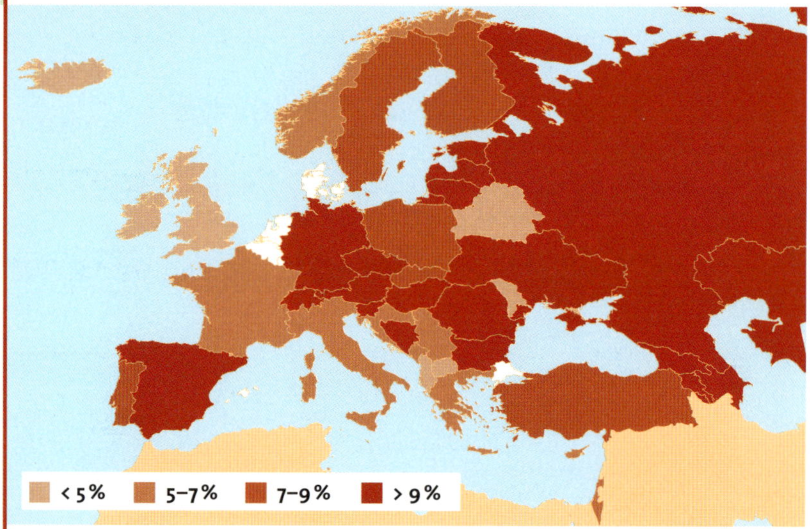

Im europäischen Vergleich schneidet Deutschland mit über 9 Prozent Diabetikern in der Altersgruppe zwischen 20 und 79 Jahren vergleichsweise schlecht ab.

(Quelle: Deutscher Gesundheitsbericht 2008)

Was bedeutet Diabetes mellitus?

All unsere Körpervorgänge, egal ob Atmung, Herz-Kreislauf-Geschehen oder Ausscheidung, werden durch Drüsen gesteuert. Diese Drüsen produzieren bestimmte chemische Botenstoffe, die sie ins Blut abgeben und die über das Blut an die entsprechenden Organe kommen und dort Informationen weitergeben, etwa ob die Lunge, das Herz oder die Nieren mehr oder weniger arbeiten sollen. Diese Botenstoffe nennt man Hormone. Das Insulin aus der Bauchspeicheldrüse nimmt dabei eine Schlüsselstellung ein. Wenn der Zuckerspiegel im Blut steigt, weil wir Zucker aufgenommen haben, steigt auch der Insulinspiegel.

Erstes Anzeichen eines Diabetes ist oft der Drang, sehr häufig zur Toilette zu gehen, um Wasser zu lassen. Denn die Nieren scheiden vermehrt Zucker aus, und dafür benötigen sie viel Wasser. Es ist der sogenannte »honigsüße Durchfluss«, da der Urin süßlich schmeckt.

Glukose und Glykogen

Der Zucker, den wir essen – die Glukose – kommt in unserem Körper in zwei Formen vor: als Transportform und als Depotform. Die Transportform ist die reine Glukose, die im Blut herumschwimmt und uns Energie zum Verbrennen spendet. Die Depotform ist die Glukose, die in der Muskulatur und der Leber in Form von Glykogen – so nennt man die Speicherform – gespeichert wird. Sind diese Speicher voll, wird die Glukose in Fettzellen gespeichert, indem sie in Fett umgewandelt wird. Es wird also regelrecht Fett produziert.

Der Begriff Diabetes

Die Stoffwechselerkrankung, die mit einem chronisch erhöhten Blutzucker einhergeht, nennt man Diabetes mellitus (Diabetes = Durchfluss, mellitus = honigsüß). Dabei gibt es gravierende Unterschiede in der Art der Erkrankung zwischen Typ-1- und Typ-2-Diabetes (siehe Seite 22).

Wichtige Hormone des Stoffwechsels

Unser ganzer Energiehaushalt wird durch die Hauptstoffwechselhormone Insulin und Glukagon geregelt. Diese beiden Hormone sorgen dafür, dass die Balance stimmt, damit sich der Blutzuckerspiegel immer in einem gesunden Bereich einpendelt. Wenn die ganze Glukose in der Leber ist, wir nichts essen und der Blutzuckerspiegel kontinuierlich sinkt, dann schütten die Alpha-Zellen der Bauchspeicheldrüse das Insulin-Gegenspieler-Hormon, das Glukagon, aus. Glukagon fördert in der Leber die Freisetzung von Glukose, es wird also Glykogen (die Zuckerspeicherform) in Glukose umgewandelt. Wenn dann der Glukosespiegel wieder zu hoch wird, wird wieder mehr Insulin ausgeschüttet. Glukose wird in den Zellen verbrannt oder in der Leber wieder zu Glykogen aufgebaut. Und so arbeiten die beiden Hauptstoffwechselhormone Hand in Hand. Insulin setzt also alles daran, dass der Zucker runtergeht. Es senkt den Blutzu-

Insulin und Glukagon sind Gegenspieler. Sie halten sich im gesunden Stoffwechsel die Waage, um den Blutzuckerspiegel in einen für den Organismus normalen Bereich zu steuern. Ihr Vorkommen im Blut ist ein ständiges Auf und Ab.

Die Aufgaben von Insulin und Glukagon

Insulin

- Stoppt die Freisetzung von Glykogen (Depotform der Glukose)
- Fördert den Transport von Glukose in die Leber-, Muskel- und Fettzellen und senkt den Blutzuckerspiegel
- Fördert den Eiweißaufbau in den Zellen
- Fördert den Aufbau von Glykogen
- Fördert den Fettaufbau im Fettgewebe
- Hemmt die Fettverbrennung in der Muskulatur

Glukagon

- Fördert den Umbau von Glykogen in Glukose
- Fördert die Fettverbrennung

ckerspiegel dadurch, dass die Membranen der Zellen für Glukose durchgängig gemacht werden, auch in der Muskulatur, in den Fettzellen und in der Leber, damit die Glukose aus dem Blut in die Zellen wandern kann. Zudem fördert das Insulin neben dem Glykogenaufbau auch den Eiweißaufbau in den Zellen und den Fettaufbau im Fettgewebe. Es hemmt andererseits aber auch die Fettverbrennung im Muskelgewebe.

Was ist eigentlich Insulin?

Insulin ist eine Eiweißverbindung, die aus verschiedenen Aminosäuren besteht. Es handelt sich dabei um ein lebenswichtiges Hormon, das von den Langerhans'schen Inselzellen der Bauchspeicheldrüse hergestellt wird (siehe Seite 86). Insulin ist deshalb so wichtig, weil es dafür sorgt, dass Traubenzucker (Glukose) in die Körperzellen transportiert werden kann. Der menschliche Organismus braucht täglich eine bestimmte Menge Insulin, um durch die Glukoseaufnahme den Zellen Energie zur Verfügung zu stellen. Kann eine Bauchspeicheldrüse nur wenig oder gar kein Insulin produzieren, oder sind die Zellen resistent gegenüber dem Insulin, so führt das zu einem Anstieg des Blutzuckerspiegels.

Wer nicht genug Insulin im Körper herstellen kann, ist auf externe Zufuhr angewiesen. Das Insulin zum Spritzen wird in zwei verschiedenen Konzentrationen (Wirkstoff pro Menge) angeboten und in Internationalen Einheiten (I.E.) berechnet.

Diabetes Typ 1 – auf Insulin angewiesen

Typ-1-Diabetes, auch juvenaler oder jugendlicher Diabetes genannt, entwickelt sich bereits in der Kindheit, Jugend oder dem frühen Erwachsenenalter. Dieser Diabetesform liegt immer eine Entzündung der Bauchspeicheldrüse (Pankreas) in jungen Jahren zugrunde. Klassisch ist beispielsweise eine Entzündung wie Mumps, unter der Kinder häufig im Kindergarten- und Grundschulalter leiden. Bei Mumps handelt es sich um eine Entzündung der Ohrspeicheldrüse.

Die Weichen für ein gesundes Leben werden meist in der Kindheit gestellt.

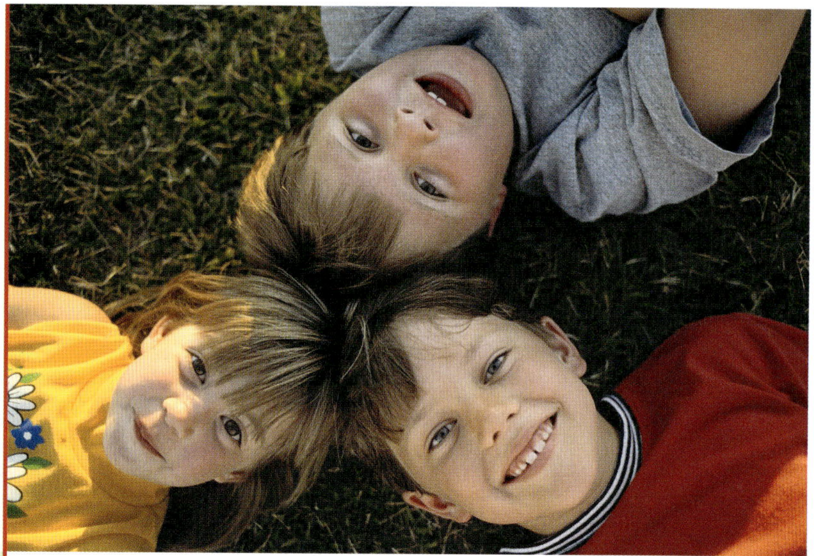

Die »Kinderkrankheit« Diabetes ist zu einer der häufigsten chronischen Kinderkrankheiten geworden. Rund 70 000 Kinder unter 15 Jahren erkranken jährlich neu an Typ-1-Diabetes weltweit.

Die Ohrspeicheldrüse besteht aus einem ganz ähnlichen Gewebe wie die Bauchspeicheldrüse. Relativ oft kommt es bei an Mumps erkrankten Kindern dazu, dass sie gleichzeitig eine Bauchspeicheldrüsenentzündung bekommen. Wird dies nicht rechtzeitig erkannt und behandelt, dann kann das dazu führen, dass ein Kind bereits im zarten Alter von acht, neun oder zehn Jahren an Diabetes mellitus Typ 1 erkrankt. Der Grund: Durch die unbehandelte Entzündung werden die insulinproduzierenden Zellen der Bauchspeicheldrüse zerstört. Eine andere Ursache bewirkt ebenfalls das Auftreten der Krankheit Diabetes mellitus Typ 1: Es kann passieren, dass unser Körper aus bisher unbekannten Gründen plötzlich Antikörper gegen die insulinproduzierenden Beta-Zellen der Bauchspeicheldrüse bildet und diese zerstört. Man spricht dann von einer Autoimmunkrankheit. Diese Antikörper können im Blut nachgewiesen werden und sind ein Beweis für den Diabetes mellitus Typ 1.

Die Entdeckung des Insulins – eine Revolution in der Medizinforschung

Bis zum Jahr 1922 waren Typ-1-Diabetiker zum Tode verurteilt. Doch schon ein Jahr später konnten Zuckerkranke auf ein langes, erfülltes und produktives Leben hoffen. Gemeinsam mit seinem Assistenten Charles Best gelang es dem kanadischen Mediziner Frederick Banting Anfang 1920 Insulin aus der Bauchspeicheldrüse zu isolieren. In Versuchen wurde es zunächst kranken Hunden injiziert, deren Lebenserwartung sich dadurch verlängerte. 1922 wurde erstmals der schwer an Diabetes erkrankte 5-jährige Theodore Ryder mit Insulin behandelt. Sein Blutzucker sank innerhalb kürzester Zeit von 520 auf 120 mg/dl! Dieser erste mit Insulin behandelte Patient der Medizingeschichte starb 1993 – nach gut 70-jähriger Behandlung im Alter von 76 Jahren. Für seine bahnbrechende Entdeckung erhielt Frederick Banting 1923 den Nobelpreis für Medizin.

Bereits 1923 wurde in Deutschland von Hoechst das erste industriell hergestellte Insulin eingeführt, und die Forschung lief auf Hochtouren weiter. Im Jahr 1950 entwickelte Helen Free den ersten einfach anzuwendenden Glukosetest für den Urin. Damit konnten Diabetiker erstmals ihren Urin-Glukosespiegel selbst bestimmen. 1963 stellte eine deutsche Forschergruppe um Helmut Zahn das erste komplett synthetische Insulin her. 1990 brachte Hoechst das erste hochgereinigte Schweineinsulin, das zu Humaninsulin »umgebaut« werden konnte, auf den Markt. 1982 wurde das erste gentechnisch produzierte Medikament in den USA zugelassen. Im Jahr 1995 wurden die sogenannten »Analoga« eingeführt. Das sind Insuline, deren Struktur so verändert wurde, dass sich die Wirkdauer verlängerte oder der Spritz-Ess-Abstand verkürzte. Seit 1998 wird gentechnisch hergestelltes Insulin auch in Deutschland produziert. Inzwischen gibt es weltweit kaum noch tierisches Insulin auf dem Markt.

Insulin spritzen muss heute niemand mehr, der sich davor scheut, denn der Forschung ist ein weiterer Meilenstein gelungen: die Entwicklung des inhalierbaren Insulins. Dieses wird mit Sprühstößen – ähnlich wie bei Asthma-Patienten – verabreicht. Seit 2006 ist inhalierbares Insulin auch in Deutschland zugelassen.

Unterschied Diabetes mellitus Typ 1 und Typ 2

	Typ 1	Typ 2
Charakteristika	Jugendlich, insulinabhängig	Im Alter, nicht insulinabhängig
Körperform	fast immer schlank	90 Prozent sind übergewichtig
Insulinproduktion	erheblicher Mangel	anfangs erheblich zu viel
Insulinbedarf pro 24 Stunden	ca. 36–40 I.E.	> 60–120 I.E.
Familiäre Belastung	gering	ausgeprägt
Ursache	meist Entzündungen der Bauchspeicheldrüse	falsche Ernährung

Familiäre Belastung bedeutet nicht Krankheit durch Vererbung, sondern vor allem gleiche Ernährungsgewohnheiten in der Familie, die zu Typ-2-Diabetes führen können.

Wenn die Bauchspeicheldrüse kein Insulin mehr produziert, dann handelt es sich um einen Patienten mit Typ-1-Diabetes. Bis zur Entdeckung des Insulins im Jahre 1922 war die Diagnose Diabetes Typ 1 für die Betroffenen das Todesurteil. Denn früher oder später kam ein solcher Patient in den Überzucker, den Zuckerschock, an dem er dann durch die Übersäuerung des Körpers starb. Für den Typ-1-Diabetiker ist deshalb Insulin lebenswichtig und die Basis seiner Behandlung.

Diabetes Typ 2 – ernährungsabhängig

Im Unterschied zum Typ-1-Diabetiker, dessen Bauchspeicheldrüse zu wenig oder gar kein Insulin produziert, stellt die Bauchspeicheldrüse eines Typ-2-Diabetikers zunächst zu viel Insulin her. Trotzdem können auch hier die Körperzellen aus dem Blut nicht mehr genügend Glukose aufnehmen. Der Grund: Sie sind resistent, das heißt unempfindlich gegenüber Insulin geworden. Dadurch wird die Bauchspeicheldrüse dazu veranlasst, immer mehr und mehr Insulin herzustellen. Über die Ursachen der Entstehung dieser sogenannten »Insulinresistenz« werden Sie im Laufe dieses Buches noch viel interessantes Hintergrundwissen erfahren. Im weiteren Krankheitsfortschritt von Diabetes Typ 2 kommt es dann zu einer Überforderung oder Erschöpfung der insulinproduzierenden Inselzellen der Bauchspeicheldrüse. Dann lässt die Insulinproduktion nach oder wird gar ganz eingestellt. Eine Medikamentengabe reicht dann meist nicht mehr aus, der Typ-2-Diabetiker stellt auf das Spritzen von Insulin um. Diese Veränderung erfordert von den Betroffenen natürlich viel Disziplin und hat oft einen Einfluss auf ihr Wohlbefinden. In früheren Zeiten war das wichtigste Behandlungsziel, mit Diabetes zu überleben. Heutzutage stehen in der Therapie die Spätfolgen im Fokus.

Therapieziele bei Diabetes Typ 2

Abhängig vom Alter und von möglichen Begleiterkrankungen sollten beim Diabetes Typ 2 folgende Laborwerte als Therapieziele erreicht werden:

▸ Nüchtern-Blutzucker	**< 110 mg/dl**
▸ Blutzucker eine Stunde nach einer Mahlzeit	**< 140 mg/dl**
▸ HbA1c-Wert (»Blutzuckergedächtnis«)	**< 6,5–7,0 %**
▸ Urinzucker (Zucker im Harn)	**0 (kein Nachweis)**
▸ Blutdruck (RR)	**< 130/80 mmHg**
▸ LDL-Cholesterin	**< 100 mg/dl**
▸ HDL-Cholesterin	**> 45 mg/dl**
▸ Triglyzeride (Blutfettwerte)	**< 150 mg/dl**

Der HbA1c-Wert zeigt an, wie der Blutzuckerwert in den vergangenen acht bis zehn Wochen war. Er gibt an, wie viel Prozent des roten Blutfarbstoffs (Hämoglobin = Hb) sich mit Glukose verbunden haben, denn im gesunden Körper bindet sich die Glukose nur kurz an Hämoglobin. Bleibt sie bis zu sechs Stunden im Blut, löst sich die Verbindung nicht mehr auf.

Die Zelle und ihre Aufgaben

Machen Sie mit uns einen kleinen Ausflug in die Körperzelle. Denn um Diabetes richtig verstehen zu können, ist es wichtig zu erfahren, wie Zellen aufgebaut sind, wie sie funktionieren und wie der Zucker in sie hineingeschleust wird.

Die kleinste Einheit unseres Körpers ist die Körperzelle. Ihre wichtigste Aufgabe ist zunächst, durch ausreichende Ernährung und Entsorgung der Abbauprodukte selbst zu überleben. Zudem haben Zellen spezifische Aufgaben in den einzelnen Organsystemen wie etwa Muskelzellen zur Arbeit, Knochenzellen zur Stütze und Bewegung, Hirnzellen für die Gedächtnisleistung. Jede Zelle besteht aus mehreren Teilen.

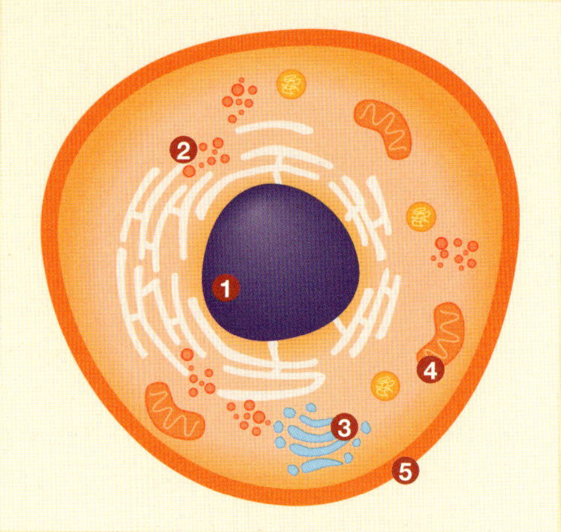

Die Zelle ist die kleinste Funktionseinheit des Körpers. Sie besteht aus mehreren Teilen.

❶ Der Zellkern

Der Zellkern ist sozusagen das Gehirn der Zelle. In ihm ist die Information im Erbgut (DNA) in Form von Genen gespeichert. Von ihnen gehen die Befehle aus, was die Zelle zu tun hat. Jede Zelle könnte im Prinzip alles produzieren, hat aber nur eine spezielle Aufgabe zu erfüllen. Die Gene, die z.B. zur Produktion von Verdauungsenzymen oder -hormonen gebraucht werden, sind in einer Muskelzelle abgeschaltet.

❷ Ribosomen

In diesen »Eiweißfabriken« werden in der Zelle alle Proteine (Eiweiße) aufgebaut. Eine Plankopie, welches Protein wie produziert wird, erhalten die Ribosomen direkt vom Zellkern über die »Boten-RNA«, ein direkter Abdruck eines DNA-Abschnittes, der diese spezielle Information enthält. In der Bauchspeicheldrüse wird hier das Hormon Insulin produziert. Ribosomen sind sehr stressempfindlich und sterben früher ab, wenn ständig zu viel Insulin angefordert wird, z.B. bei Übergewichtigen, Insulinresistenz oder durch bestimmte Medikamente (Sulfonylharnstoff).

❸ Golgi-Apparat

Der Golgi-Apparat ist die Verpackungsabteilung der Zelle: Die produzierten Eiweiße werden in kleine Pakete abgepackt und können dann dorthin transportiert werden, wo sie gebraucht werden. Damit beispielsweise Zucker aus dem Blut in die Zelle aufgenommen werden kann, muss der Glukosetransporter (GLUT-4) zur Zellmembran wandern, mit der Membran verschmelzen und die Glukose aufnehmen (siehe Seite 26), um sie zu den Mitochondrien zu bringen.

❹ Mitochondrien

Diese Kraftwerke versorgen uns in jeder Sekunde unseres Lebens mit Energie. Der Brennstoff zur Energiegewinnung ist die Glukose, die von dem Transporter GLUT-4 angeliefert wird. Um diese Energie zu verteilen, werden damit kleine Akkus aufgeladen. Diese Akkus heißen ATP (Adenosintriphosphat) und werden, wenn sie entladen sind, nach der Energieabgabe zu ADP (Adenosindiphosphat). In den Mitochondrien werden sie dann wieder aufgeladen. Organe wie Leber, Nieren oder Muskeln, die sehr viel Energie verbrauchen, besitzen verhältnismäßig viele von diesen Kraftwerken. Bei Diabetikern haben einige Studien gezeigt, dass diese Akkus – im Vergleich zum gesunden Menschen – kleiner und weniger häufig sind.

❺ Zellmembran

Die Zellmembran ist die wichtigste Struktur, um dem Diabetiker seine Krankheit verständlich zu machen. Sie hat drei wichtige Aufgaben:

1. Schützen der Zelle, um zu verhindern, dass schädliche Substanzen (Bakterien, Viren, Gifte) eindringen können
2. Durchlassen wichtiger Bausubstanzen und Nährstoffe ins Zellinnere
3. Ausscheiden von Abbauprodukten aus der Zelle.

Die Zellmembran ist aus einer Doppelschicht von Lipiden aufgebaut. Jede Schicht hat eine Seite, die sich im Wasser wohlfühlt und eine, die gut mit Fett auskommt. Die fettlöslichen Anteile berühren sich in der Mitte der Membran, die wasserlöslichen Schichten haben Kontakt nach außen (Zwischenzellräume, Blutgefäße) und zum Inneren der Zelle, weil diese Räume sehr wasserhaltig sind. Eine sehr wichtige Substanz ist hier das Cholesterin, das der Zellmembran die Festigkeit verleiht. Fettlösliche Stoffe wie Sauerstoff, Kohlendioxid oder Alkohol können ganz einfach durch die Membran gelangen. Wasserlösliche Stoffe wie Ionen, aber auch die Glukose brauchen jedoch Transportproteine, die sie mithilfe von bestimmten Rezeptoren ins Zellinnere bringen. Manche dieser Rezeptoren geben nur Informationen weiter, z.B. an den Nervenzellen, andere wirken wie Schlösser, die nur durch einen passenden Schlüssel geöffnet werden können, damit die Zelle bestimmte Stoffe aufnehmen oder wieder ausscheiden kann.

Transportproteine für Glukose

Ein Beispiel für solch spezialisierte Rezeptoren sind die Insulinrezeptoren, die nur mit dem Schlüssel Insulin geöffnet werden können, um Glukose einzulassen. Ca. 20 000 solcher Schlösser befinden sich auf den Zelloberflächen von gesunden Personen. Insulin lockt die Glukosetransporter (GLUT-4) aus dem Zellinneren zur Membran, um hier die Glukose aufzunehmen und in die Mitochondrien zu transportieren. Nach jeder Mahlzeit steigt sofort der Insulinspiegel, damit die Schlösser der hungrigen Zellen für die Glukose geöffnet werden. Beim Typ-1-Diabetiker kann die Bauchspeicheldrüse nicht genügend Insulin produzieren, der Blutzuckerspiegel steigt an, und trotzdem verhungern die Zellen, weil keine Glukose aufgenommen werden kann. Beim Typ-2-Diabetiker ist es ganz anders, die Zellen sind bereits übervoll mit Glukose: Sie sind satt und brauchen keinen Zucker mehr. Die Insulinrezeptoren werden bei diesem Typ Diabetes auf ca. ein Viertel reduziert; die Betroffenen haben nur noch ca. 5 000 dieser Schlösser.

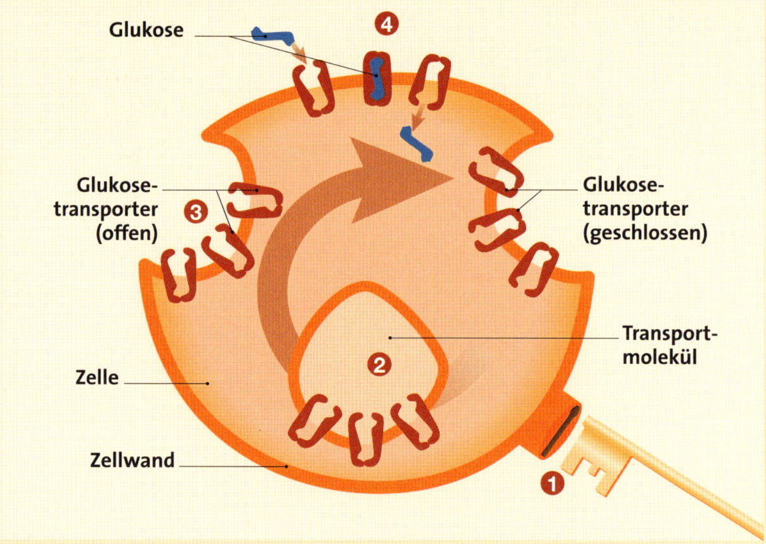

Das Hormon Insulin löst einen Reiz aus ❶, der die Zelle veranlasst, aus ihrem Inneren das spezifische Transportmolekül für Glukose (GLUT-4) ❷ an die Zellwand zu schicken ❸, damit die Glukose aufgenommen und in das Zelleninnere geleitet werden kann ❹.

Spezialisierte Transportproteine für Glukose

Für den Transport von Glukose in die Zellen werden besondere Proteine von GLUT-1 bis GLUT-10 benötigt, da die Glukose nicht ohne Weiteres einfach durch die Zellmembranen hindurch treten kann. Mittels des einzigen insulinabhängigen Glukosetransporters GLUT-4 wird ermöglicht, dass Glukose in die Fett-, Herz- und Muskelzellen aufgenommen werden kann. GLUT-4 kann seine Arbeit aber nur dann richtig erledigen, wenn ausreichend Insulin vorhanden ist, denn es ist auf dessen Stimulation angewiesen. Insulin fördert zudem den Einbau dieser Transportproteine in die Zellmembran. Weitere Transportproteine sind auf andere Zellen spezialisiert, d.h. je nachdem, in welche Zellen Glukose transportiert werden soll, wird ein anderes Transportprotein benötigt.

Die unterschiedlichen Aufgaben der Transportproteine sind:

GLUT-1 bringt Glukose in die roten Blutkörperchen (Erythrozyten) und in die Endothelzellen (diese kleiden als dünne Schicht alle Gefäße des Herz-Kreislauf-Systems aus).

GLUT-2 versorgt die Beta-Zellen der Bauchspeicheldrüse sowie Leber und Nieren mit Glukose.

GLUT-3 stellt den Transport von Glukose in das zentrale Nervensystem und in andere Gewebe sicher.

GLUT-4 ist insulinabhängig. Dieses Glukosetransportmittel bringt den Zucker in die Muskulatur, das Herz und das Fettgewebe.

GLUT-5 ist zuständig für den Fruktosetransport aus dem Darm in die Darmzellen. Bringt auch Glukose in die Spermatozoen.

GLUT-6 versorgt die weißen Blutkörperchen (Leukozyten), Hirn und Milz mit Glukose.

GLUT-8 transportiert Glukose in die Zellen der Geschlechtsorgane.

GLUT-10 wirkt zudem an der Leber und der Bauchspeicheldrüse.

Wir sind es gewohnt, meist schlecht über Zucker zu denken und zu urteilen. Zucker hingegen ist, in der richtigen Dosierung, essenziell, denn er ist unser wichtigster und bester Energielieferant.

Am Anfang war der Zucker

Sonnenenergie für uns, der Fotosynthese sei Dank

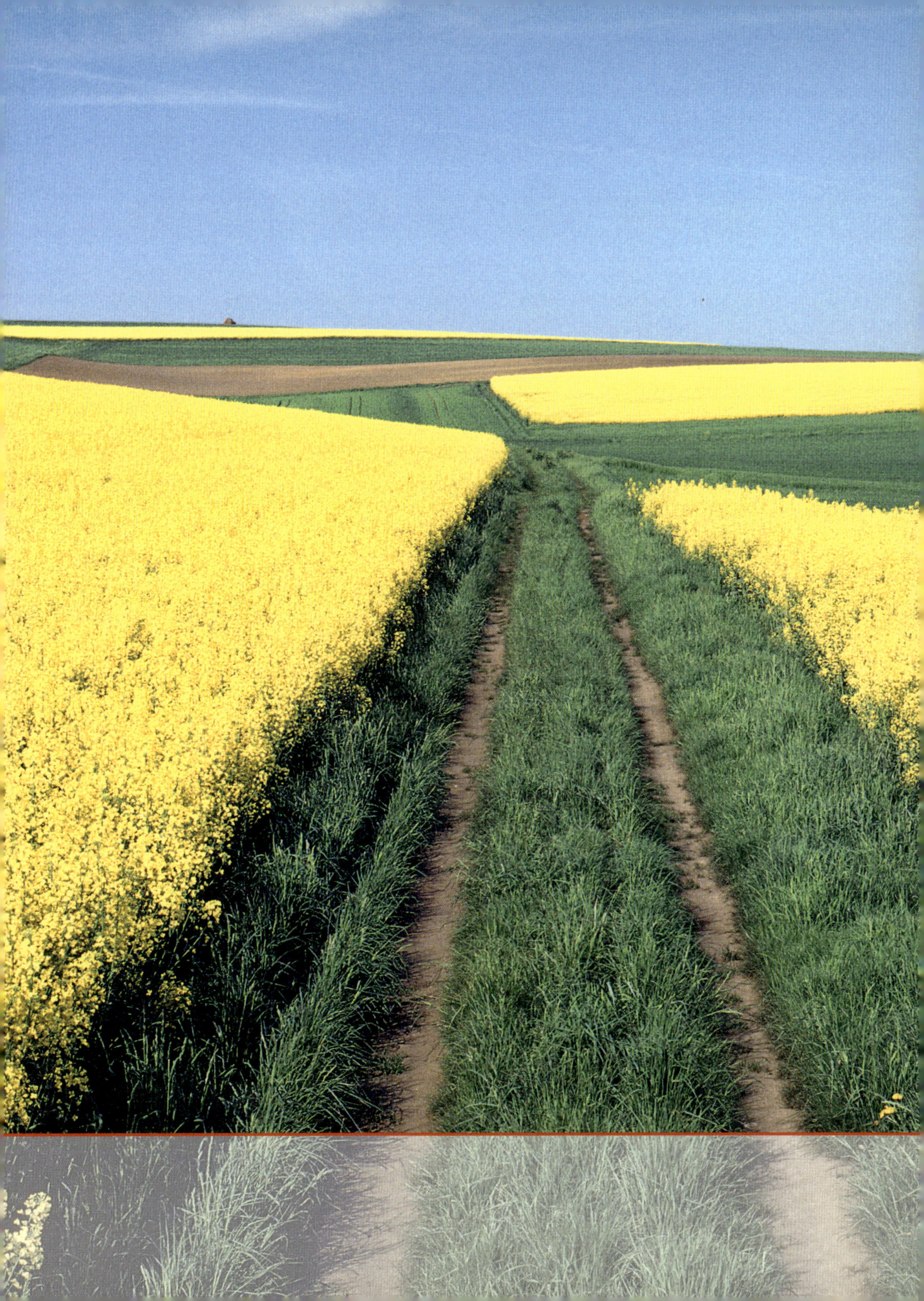

Zucker, unser Lebensmotor

Kohlenhydrate (Zucker) entstehen in Pflanzen aus Wasser und Kohlendioxid unter Einwirkung der Sonnenenergie. Als »Nebeneffekt« entsteht Sauerstoff. Diesen Vorgang nennt man Fotosynthese.

Nur Pflanzen enthalten den grünen Farbstoff Chlorophyll, der für die Fotosynthese unabdingbar ist. Nur in seiner Anwesenheit kann die Sonnenenergie in chemische Energie (Zucker) umgewandelt werden. Wir profitieren davon: beim Verzehr vegetarischer Kost oder, über Umwege, beim Genuss von Fleisch und Fisch.

Die Fotosynthese

Pflanzen gewinnen ihre Energie direkt aus der Sonne. Die Blätter arbeiten dabei wie Sonnenkollektoren, nehmen die Sonnenenergie auf und verwerten diese Energie sofort bzw. speichern sie in Form von Kohlenhydraten. Die Menschen haben keine Blätter und bekommen die Energie aus den Pflanzen durch den Verzehr der Kohlenhydrate. Bei der Fotosynthese im Blattgrün entstehen also Kohlenhydrate, die in unseren Mitochondrien dann durch die Verbrennung des Traubenzuckers die Sonnenenergie wieder freisetzen. Allerdings produzieren Pflanzen lange Kohlenhydratketten. Wenn wir diese essen, muss unser Verdauungstrakt sie erst wieder in kleinste Teile, die Einfachzucker, aufteilen, um sie über die Darmwand ins Blut zu schleusen. Die nicht zerlegten Anteile verbleiben als Ballaststoffe im Darm.

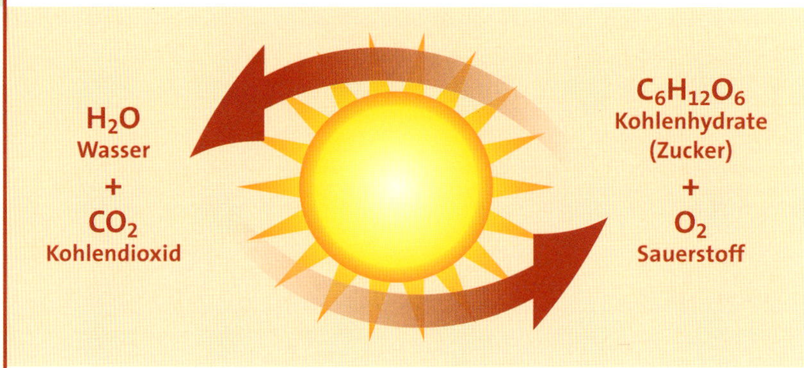

Aus Wasser und Kohlendioxid produzieren Pflanzen Kohlenhydrate und Sauerstoff – lebensnotwendig für den Menschen.

Zucker hat viele Gesichter

Saccharose, Glukose, Fruktose oder Maltose sind nur verschiedene Namen. Doch sie alle meinen dasselbe: Zucker.
Merke: Alles, was auf die Silbe »-ose« endet, ist Zucker.

Glukose (auch Dextrose) ist Traubenzucker. Er wird aus Kartoffel- oder Maisstärke gewonnen und ist nur halb so süß wie der weiße Haushaltszucker. Er wird gern von Sportlern als schneller Energiespender benutzt.

Fruktose (auch Fruchtzucker) enthält die Erklärung schon im Namen: Sie kommt in Früchten und in Honig vor. Fruchtzucker wird industriell aus Stärke gewonnen und hat abführenden Charakter. Er ist süßer als Rübenzucker.

Saccharose (auch Rohr- oder Rübenzucker) ist der allgemein bekannte weiße Haushaltszucker. Es ist ein 2-fach-Zucker der aus den beiden Molekülen Traubenzucker und Fruchtzucker besteht.

Maltose (auch Malzzucker) besteht aus zwei Teilen Traubenzucker. Er entsteht beim Abbau von Stärke und ist nicht so süß wie Rohrzucker.

Laktose (auch Milchzucker) ist in Milch enthalten. Ihre beiden Bestandteile sind Traubenzucker und Schleimzucker (Galaktose). Milchzucker wird aus Molke gewonnen und besitzt nur 25 Prozent der Süße eines Kristallzuckers. Auch Milchzucker wirkt leicht abführend.

Glukosesirup enthält verschiedene Zuckerarten und kann wenig bis sehr süß sein, je nach Zusammensetzung.

Maltodextrin besteht aus vier bis fünf Traubenzuckerteilen. Meist wird Maltodextrin als Füllstoff, z. B. für Instantsuppen oder Instanttees genutzt. Es ist der Zucker mit der besten Tarnung, denn man schmeckt ihn kaum.

Invertzucker Hierbei handelt es sich um ein Gemisch aus Trauben- und Fruchtzucker, der auch im Honig vorkommt. Invertzucker wird häufig zu Invertzuckercreme, dem sogenannten Kunsthonig, weiterverarbeitet.

Jeder Mensch sollte sich angewöhnen, die klein gedruckten Zutaten auf den Etiketten der Lebensmittel zu lesen, um mögliche Zuckerarten ausfindig zu machen.

Superkraftstoff Zucker

Der Superkraftstoff verbrennt unheimlich sauber: Wenn man Zucker verbrennt, entstehen praktisch nur Wasser und Kohlendioxid, aber kein Restmüll wie etwa bei der Eiweiß- und Fettverbrennung. Außerdem verbraucht er am wenigsten Sauerstoff. Was für das Auto das Benzin ist, das ist für den Körper der Zucker: ein Superkraftstoff, mit dem man sehr achtsam umgehen sollte. So wie unsere Vorfahren, die Jäger und Sammler, dies vor Hunderttausend Jahren getan haben.

Der Teufelskreis, der zur Insulinresistenz führt, kann durch eine Ernährungsumstellung nach Metabolic Balance® unterbrochen werden.

Chronisch erhöhter Blutzuckerspiegel

Wie kommt es zu einem chronisch erhöhten Blutzuckerspiegel? Nach jedem kohlenhydratreichen Essen mit hoher glykämischer Last (siehe Kasten gegenüber) kommt es zu einem starken Anstieg des Blutzuckerspiegels. Der Körper schüttet dann naturgemäß viel Insulin aus, um den Zucker in die Zelle transportieren zu können. Gleich danach kommt es wieder zu einem starken Blutzuckerabfall – und zu einem erneuten Heißhunger auf Zucker, denn damit ist der Blutzuckerabfall am schnellsten zu korrigieren. Wieder schüttet die Bauchspeicheldrüse viel Insulin aus. Durch diese ständige Insulinausschüttung entsteht zunächst ein erhöhter Insulinspiegel nach den Mahlzeiten. Irgendwann ist der Blutzuckerspiegel dann auch während der nahrungsfreien Zeit erhöht. Das bedeutet, die Zellen sind dauerhaft mit Glukose überladen. Der Körper bzw. die Bauchspeicheldrüse versuchen verzweifelt, dieser Überzuckerung Herr zu werden, indem die Insulinproduktion weiter angeheizt wird. Es kommt zur gefürchteten Insulinresistenz, bei der der Körper ein Vielfaches an Insulin verbraucht, um einen geregelten Zuckerspiegel zu erhalten. Jetzt befinden sich Typ-2-Diabetiker in einem Teufelskreis – aus dem sie sich jedoch mit einem guten Ernährungsplan retten können.

Gute und schlechte Kohlenhydrate

Kohlenhydrate werden nach ihrem Zuckergehalt in sogenannte »gute« (mit niedriger glykämischer Last) und »schlechte« (mit hoher glykämischer Last) Kohlenhydrate eingeteilt. Natürlich darf man ab und zu von den schlechten Kohlenhydraten naschen. Aber sie dürfen nicht zum Übermaß im Speiseplan werden, weil diese Überforderung auf Dauer keine Bauchspeicheldrüse schaffen kann. Deswegen ist es wichtig, hauptsächlich Kohlenhydrate mit niedriger glykämischer Last zu verzehren.

Lebensmittel mit niedriger glykämischer Last

- Brot und Backwaren: Roggenvollkornbrot, Buchweizenbrot
- Kartoffeln: Pellkartoffeln
- Obst: Ananas, Äpfel, Aprikosen, Erdbeeren, Grapefruits, Kiwis, Mangos, Melonen, Orangen, Papayas
- Gemüse und Hülsenfrüchte: Rote Bohnen, Grüne Bohnen, Erbsen, Kürbis, Linsen, Möhren, Sojabohnen und vieles mehr
- Süßes/Snacks: Nüsse, Fruchteis, Bitterschokolade (mit mehr als 70 Prozent Kakaoanteil)
- Milchprodukte: Vollmilch, Joghurt, übrige Milchprodukte
- Getränke: Wasser, Tee/Kaffee (ohne Zucker), Tomatensaft

Lebensmittel mit hoher glykämischer Last

- Brot und Backwaren: Weißbrot, Croissant, Brezeln, Vollkornbrot
- Kartoffeln, Reis und Teigwaren: Bratkartoffeln, Kartoffelpüree, Salzkartoffeln, Pommes frites, Nudeln, Vollkornnudeln
- Obst: Bananen, getrocknete Datteln, Feigen, Rosinen
- Süßes/Snacks: Eis, Schokolade, Kuchen, Kekse, Waffeln, Honig, Traubenzucker und vieles mehr
- Sonstiges: Fertiggerichte, Fertigsaucen, Ketchup
- Getränke: Cola, Limonade, Bier, Fruchtsäfte und Fruchtnektare, Sportlergetränke

Mit der richtigen Wahl der Lebensmittel können Sie Tag für Tag etwas Gutes für Ihre Gesundheit tun. Ihrem Auto geben Sie schließlich auch keinen Diesel, wenn es ein Benziner ist, oder?

Speiseplan der Jäger und Sammler

Neuere Untersuchungen weisen darauf hin, dass sich die Jäger und Sammler zu 60 bis 70 Prozent von tierischem Eiweiß und Fett ernährt haben und lediglich zu 30 bis 40 Prozent von Kohlenhydraten. So beispielsweise die Untersuchung des US-Wissenschaftlers Prof. Loren Cordain, der bereits 1999 eine Studie zu diesem Thema vorlegte. Diese fand damals allerdings wenig Beachtung, weil sie in einem kleinen englischsprachigen Magazin erschienen war. Doch heutzutage wissen wir, dass der Paläontologe die Ernährungswissenschaft quasi auf den Kopf gestellt bzw. ins rechte Licht gerückt hat. Grundlage seiner umwälzenden Erkenntnisse ist eine Untersuchung, die er an den rund 229 auf unserem Erdball heute noch lebenden Jäger- und Sammlergesellschaften vorgenommen hat. Dabei stellte er in den Vordergrund, dass in der Geschichte der Menschheit der Getreideanbau ein relativ junges Phänomen ist. Den gibt es nämlich erst seit rund 10 000 Jahren, seitdem der Mensch sesshaft geworden ist. Entsprechend schlecht falle die genetische Anpassung an diese Ernährung aus. So gebe es zwar einige Menschen, die im Laufe ihres Lebens kaum Probleme mit der Ernährung hätten, der überwiegende Teil der Menschheit aber leide unter vielerlei Krankheiten. Cordain ist davon überzeugt, dass gerade ein übermäßig häufiger Verzehr von Getreideprodukten für eine Vielzahl ernsthafter Erkrankungen verantwortlich ist. Der Schwerpunkt auf dem Speiseplan der Jäger und Sammler lag nämlich auf tierischem Eiweiß. Daneben gab es – je nach Jahreszeit – ein paar Kräuter, Beeren und Früchte. Das bedeutet: Der Stoffwechsel der Menschheit ist seit Urzeiten darauf eingestellt, sehr achtsam und sparsam mit Kohlenhydraten umzugehen, weil es diese damals schlicht und ergreifend nicht in Hülle und Fülle gab. Daraus sollten wir unsere Schlüsse ziehen.

Dass immer mehr Menschen dick werden, spürt auch die Bekleidungsindustrie. Mittlerweile gibt es spezielle Geschäfte und Versandhäuser, die nur Mode für Mollige anbieten.

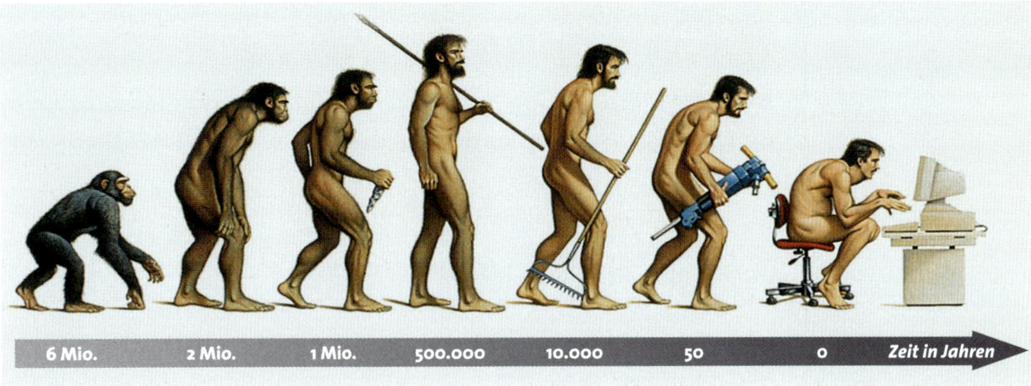

Der Mensch entwickelt sich vom aufrecht gehenden Lebewesen allmählich zurück zum gebeugt kauernden.

Insulinresistenz damals

Alle Jäger- und Sammlervölker hatten und haben deshalb eine sehr hohe Insulinresistenz. Das heißt: Die Insulinrezeptoren in der Zellwand schließen einfach zu, nach dem Motto: »Wir lassen keinen weiteren Zucker rein. Wir brauchen den im Moment nicht«. Das führt dazu, dass der Zucker, der nicht sofort in den Zellen verbrannt wird, den roten Blutkörperchen sowie dem Gehirn und den Fortpflanzungsorganen zur Verfügung steht. Diese können ihren Energiebedarf nämlich nur durch Glukose decken und sind nicht auf Insulin angewiesen, um die Glukose in die Zelle zu schleusen. Weiter kann der Rest in Glykogen (siehe Kasten auf Seite 36) umgebaut und gespeichert werden. Ist der Speicher bereits voll, wird die Glukose in Fett umgewandelt.

Überlebenssicherung

Neben der Fähigkeit, Zucker in Form von Glykogen zu speichern, besitzt der Organismus die Fähigkeit, für spezielle Funktionen Zucker nur bei Bedarf aufzunehmen. Das heißt, es gibt bestimmte Organe

Noch vor 100 Jahren waren die Menschen körperlich wesentlicher aktiver. Es gab kaum Autos, keine Computer, keine Rolltreppen. Stattdessen wurde hart gearbeitet und viel zu Fuß erledigt.

Glykogen – Speicherform von Zucker

Der menschliche Körper besitzt die Fähigkeit, bis zu 400 Gramm Zucker in Form von Glykogen – ein Vielfachzucker, der aus Glukoseeinheiten aufgebaut ist – zu speichern. Rund 80 Prozent davon werden in der Muskulatur gespeichert – weil der Zucker dort am meisten gebraucht wird. Die restlichen 20 Prozent befinden sich in Leberdepots.

und Systeme, die für ihre Energiegewinnung allein auf die Verwendung von Glukose angewiesen sind, ohne Insulin zu brauchen:

- Das Gehirn, das für seine Gedankenarbeit Zucker über den Blutkreislauf aufnehmen kann, egal wie hoch der Insulinspiegel ist.
- Die roten Blutkörperchen, die für die Verteilung des Sauerstoffs im Körper zuständig sind.
- Die Fortpflanzungsorgane, die ebenfalls nicht auf Insulin angewiesen sind.

Unbestritten ist, dass wir Zucker für unseren Stoffwechsel brauchen, aber bitte nicht in solchen Mengen! Bei der Wahl der Nahrungsmittel sollte man vielmehr darauf achten, ballaststoffreiche Produkte zu wählen, um einen langsamen Anstieg des Blutzuckerspiegels zu erreichen.

Hohe Insulinresistenz: damals ein Vorteil

Diese drei Funktionssysteme – das Gehirn, die roten Blutkörperchen und die Fortpflanzungsorgane – sind also völlig autark bezüglich Insulin und können Zucker über die Nahrung aufnehmen, wann immer sie ihn brauchen, ohne dass Insulin nötig wäre. Dadurch, dass ein Jäger und Sammler eine hohe Insulinresistenz hatte, besaß er auch genug Glukose, um diese drei wichtigen Organe zu versorgen. Kam unser sparsamer Vorfahre dann mal in Bedrängnis, weil plötzlich ein wildes Tier vor ihm stand, mit dem er entweder kämpfen oder vor dem er fliehen musste, dann hatte er genügend Glykogen zur Verfügung, um schnell ausreichend mit Energie versorgt zu werden. Die Natur hat das sehr weise eingerichtet.

So war es für den Jäger und Sammler ein Überlebensvorteil, eine derartige Insulinresistenz zu haben:

1. Die Speicher waren immer gefüllt.
2. Durch die gefüllten Speicher stand immer genügend Nahrung für das Gehirn zur Verfügung.
3. Die Fortpflanzungsorgane konnten dank der Mechanismen der Insulinresistenz zu jeder Zeit mit ausreichend Energie versorgt werden.

Speiseplan des modernen Menschen

Die Kohlenhydrate der Jäger und Sammler wiesen eine sehr niedrige Zuckerlast auf. Diese sogenannten langkettigen Zucker (Kohlenhydrate mit niedriger glykämischer Last!) aus Pflanzen, Obst und Gemüse haben den Vorteil, lange für ein Sättigungsgefühl zu sorgen. Auch Blutzucker- und Insulinspiegel steigen entsprechend langsam an, wodurch auch die Verstoffwechslung länger dauert. Das sind alles Vorteile, die bei dem Großteil des heute verzehrten Zuckers nicht mehr gelten. Besonders die versteckten Zucker wie sie beispielsweise in Colagetränken (25 Prozent), Ketchup (bis zu 45 Prozent) oder Kinder-Instanttee (96 Prozent!) enthalten sind, beeinflussen Körpergewicht und Gesundheit. Und auch die von den Übergewichtigen gern gegessenen weil »fettfreien« Gummibärchen bestehen immerhin zu 75 Prozent aus Zucker! Über die Jahrhunderte hat sich das Nahrungsangebot also grundlegend geändert. Heutzutage gibt es keinen Mangel an Kohlenhydraten mehr. Im Gegenteil: Wir leben in einem Zucker-Überflussland. Rund 38 Kilogramm Haushaltszucker verzehrt jeder Deutsche pro Jahr! Schaut man sich die allgemeingültigen Ernährungspyramiden an, so stellt man fest, dass diese zwischen 55 Prozent und 70 Prozent an Kohlenhydraten empfehlen!

Statistiken zufolge ist die Weltzuckerproduktion in den letzten hundert Jahren um das 100-fache gestiegen.

Nährstoffempfehlungen im Überblick

Die Nährstoffversorgung in Prozent der aufgenommenen Nahrungsmenge pro Tag

	Deutsche Gesellschaft für Ernährung (DGE)	Metabolic Balance® (seit August 2001)	Vier fortschrittliche Ernährungswissenschaftler in einem Konsenspapier (2008)
Kohlenhydrate	55–60 %	40–45 %	30–40 %
Fette	25–30 %	30–35 %	30–40 %
Eiweiß (Protein)	15–20 %	20–30 %	20–30 %

Wir essen uns krank

Ein großes Ernährungsproblem sind die »versteckten Zucker«, die entweder als einfache Zucker oder als Stärkezucker in Lebensmitteln vorkommen. Als Stärkezucker bezeichnet man Zuckerarten, die aus Stärke hergestellt werden wie Maltodextrin, Fruktosesirup und Glukosesirup.

Wenn man nun bedenkt, dass unsere Vorfahren täglich rund 20 bis 25 Kilometer unterwegs waren, um ein bisschen Kohlenhydrate zu erhaschen, und dass wir uns heute im Durchschnitt täglich nur noch 600 Meter bewegen, nämlich vom Auto zum PC, dann stellt sich die Frage: Wie können wir das überhaupt schaffen, ohne krank zu werden? Die Wahrheit ist: Wir schaffen es eigentlich nicht! Mehr als 60 Prozent der Deutschen leidet an Übergewicht oder ist adipös (fettleibig). Zu viel und zu süße Kost bei gleichzeitigem Bewegungsmangel führen zu einer Explosion von Volkskrankheiten wie Herz-Kreislauf-Erkrankungen und Diabetes. Und das alles kostet außerdem noch eine Menge Geld. Bis zum Jahr 2010 müssen allein für die Diabetes-Behandlung rund 40 Millionen Euro jährlich aufgewendet werden. Nach Schätzungen der Burda-Stiftung werden rund ein Drittel der jährlichen Krankenkassenausgaben, nämlich 157 Millionen Euro, für Krankheiten ausgegeben, die durch Fehlernährung, Bewegungsmangel und Übergewicht entstehen. Metabolic Balance® nimmt sich dieser Problematik an.

Zuckergehalt einiger Lebensmittel

Lebensmittel	Zucker (in Gramm)	Würfelzucker (in Stück)
1 Portion Cornflakes von Kellogg's (30 g) mit fettarmer Milch (125 ml)	8,6	3
1 Glas Fanta-Orangenlimonade (200 ml)	20,0	7
1 Dose Coca Cola (0,33 l)	36,0	12
1 Trinkpäckchen Hohes C (200 ml)	18,0	6
1 Fläschchen Actimel-Vanille von Danone (100 g)	17,2	6
1 Töpfchen Fruchtzwerge von Danone (50 g)	8,3	3
1 Kugel Fruchteis (50 g)	14,7	5
1 Waffeltüte (50 g)	15,0	5
1 Tüte Gummibärchen von Haribo (200 g)	150,0	50
1 Kinder-Milchschnitte von Ferrero (28 g)	10,1	3
3 EL Ketchup (60 g)	15,0	5
100 g Kinder-Schoko-Bons von Ferrero	47,4	16

Quelle: Landesarbeitsgemeinschaft Berlin zur Verhütung von Zahnerkrankungen (Gruppenprophylaxe) e. V.

Insulinresistenz heute

Gab es bei den Jägern und Sammlern eine Insulinresistenz, um mit den wenigen Kohlenhydraten achtsam umzugehen, so haben wir es nun mit einer Insulinresistenz zu tun, weil es zu viel Zucker gibt! Der Zucker im Blut steigt immer weiter an, sodass die Zellen schließlich übervoll mit Zucker sind. Dann ist der Zeitpunkt erreicht: Die Zelle schützt sich mit Hilfe der Insulinresistenz. Sie ist satt, mag keinen Zucker mehr und macht die Zellwände einfach dicht.

So reagiert der Körper

Der Körper hat jetzt verschiedene Möglichkeiten, auf einen hohen Blutzuckerspiegel zu reagieren:

Der Begriff Insulinresistenz definiert den Zustand, bei dem der Körper nicht mehr richtig auf Insulin anspricht. Er verbraucht erheblich mehr Insulin als ein gesunder Körper, um die erforderlichen Stoffwechselvorgänge in Gang zu halten.

1. Die Bauchspeicheldrüse läuft auf Hochtouren, produziert das Drei- bis Vierfache an Insulin. Dahinter verbirgt sich die Hoffnung, durch diesen sehr hohen Insulinwert doch noch Zucker aus der Blutbahn in die Zelle hineinzubringen. Auch Menschen mit einem Übergewicht von 10 bis 20 Prozent leiden bereits an einem ständig zu hohen Insulinspiegel. Auch das Bauchfett (siehe Seite 88) schüttet Substanzen aus, die die Insulinresistenz erhöhen. Daher haben Diabetiker mit dem Messen des Taillenumfangs (siehe Seite 45) ein ungefähres Maß ihrer Insulinresistenz.

2. Eine weitere Möglichkeit besteht darin, den überschüssigen Zucker umzuwandeln: in Blutfette (Triglyzeride) und in Cholesterin. Sobald die Insulinwerte erhöht sind, baut der Körper auch mehr Fett auf.

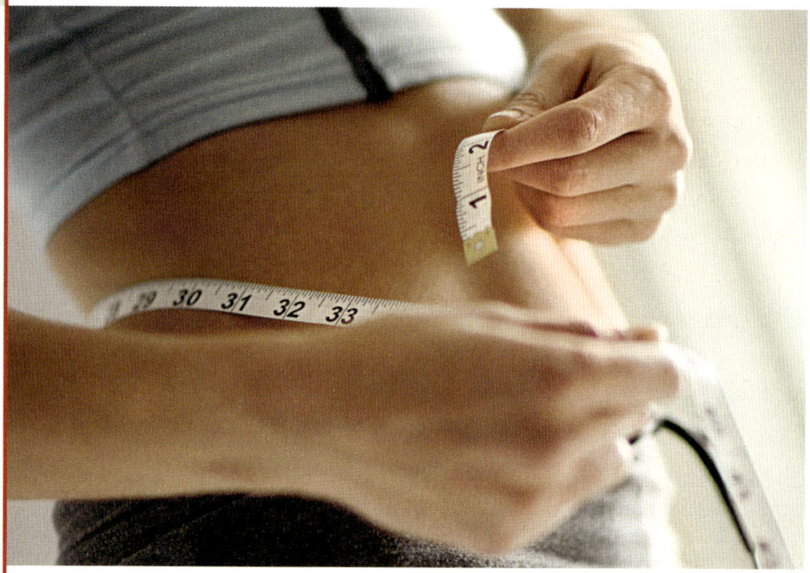

Ein Maßband ist ein praktisches und einfaches Messgerät.

3. Der Körper kann den überschüssigen Blutzucker – wenn er die Nierenschwelle von 180 mg/dl überschritten hat – über die Nieren ausscheiden. Die Zuckererkrankung lässt sich dann im Urin nachweisen. Hier drängt sich der Vergleich mit einem vollgetankten Auto auf. Ist der Tank voll, dann passt einfach nichts mehr rein. Wir können nichts mehr abfüllen. Anders der Übergewichtige: Der isst immer weiter, selbst wenn er satt ist und eigentlich nichts mehr reingeht. Den Überfluss kann er ja über die Nieren entsorgen. Das ist vergleichbar, wie wenn er beim vollen Tank des Autos ein Loch in den Tank bohrt, um ohne Probleme weiter tanken zu können. Bei einem solch unwirtschaftlichen Vorgehen mit unserem wichtigsten Brennstoff Glukose würden sich unsere Jäger- und Sammlervorfahren heute noch im Grab herumdrehen!

Wenn das Sattheitsgefühl fehlt

Übergewichtige haben kein natürliches Hunger- und Sattheitsgefühl mehr. Sie hören daher nicht auf zu essen, wenn sie satt sind, sondern erst, wenn der Teller leer und einfach nichts mehr da ist. Normalgewichtige hören auf zu essen, wenn sie satt sind. Die überquellenden Stoffe müssen aber irgendwohin. Sie fließen nicht wie beim Auto auf die Straße, wenn der Tank voll ist oder ein Loch hat, sondern über den Urin aus dem Körper. Der Körper entledigt sich auf diese Weise des überschüssigen Zuckers und vermeidet dadurch, in den Zuckerschock zu kommen.

Das moderne Motto »all you can eat« sollte keine Beachtung finden. Wer zu oft zu viel isst, dem geht das natürliche Sättigungsgefühl auf Dauer verloren.

Blutfettwerte und das Cholesterin-Paradox

Erhöhte Blutfettwerte entstehen durch erhöhte Glukosewerte. Dabei laufen im Körper mehrere Prozesse gleichzeitig ab: Die Insulinproduktion erhöht sich, der Zucker wird über die Nieren ausgeschieden, und gleichzeitig produziert der Körper aus der Glukose, die nicht

Insulinresistenz und Krankheitsrisiko

Um eine Insulinresistenz aufzuspüren, gibt es verschiedene Ansätze. Während der HOMA-Index sehr kostenintensiv ist, liefern der Body-Mass-Index und ein simples Punktesystem schnelle Antwort.

HOMA-Index

Mit dem HOMA-Index (homeostasis model assessment) lässt sich nach 12 Stunden Nahrungskarenz feststellen, ob eine Insulinresistenz vorliegt. Dazu multipliziert man die Werte des Nüchtern-Insulins (µU/ml) mit denen des Nüchtern-Blutzuckers (mmol/l) und teilt das Ergebnis durch 22,5:

$$\text{HOMA-Index} = \frac{\text{Insulin (µU/ml) x Glukose (mmol/l)}}{22{,}5}$$

Body-Mass-Index

Der Body-Mass-Index (BMI) setzt das Körpergewicht in Relation zur Körpergröße. Dafür teilt man das Körpergewicht in Kilogramm durch das Quadrat der Körpergröße (kg/m^2). Die Weltgesundheitsorganisation (WHO) benennt dazu Kategorien.

$$\text{BMI} = \frac{\text{Körpergewicht (kg)}}{\text{Körpergröße (m) x Körpergröße (m)}}$$

Kategorie	BMI (kg/m^2)	Risiko für Begleiterkrankungen
Untergewicht	< 18,5	geringfügig erhöht
Normalgewicht	18,5–24,9	durchschnittlich
Leichtes Übergewicht	25–29,9	geringfügig erhöht
Behandlungsbedürftiges Übergewicht (Fettleibigkeit/Adipositas)	≥30	hoch (steigt mit zunehmendem BMI)

Eine Insulinresistenz liegt vor, wenn eines der folgenden Kriterien zutrifft:

1. HOMA ist größer als 4,65.
2. HOMA ist größer als 3,6, und der BMI ist größer als 27,5.

Folgende klinische Zeichen sprechen für eine Insulinresistenz:

1. Der BMI ist größer als 28,7.
2. Der BMI ist größer als 27,0, und die Person hat erstgradige Verwandte (Eltern, Geschwister) mit Diabetes mellitus.

Folgender Laborwert spricht für eine Insulinresistenz:

Der Triglyzeridspiegel liegt oberhalb von 215 mg/dl.

Punktesystem

Das Ergebnis dieses Insulinresistenz-Checks ist dem HOMA-Index gleichzusetzen, ohne dabei das Nüchtern-Insulin bestimmen zu müssen. Die anderen Werte nennt Ihnen Ihr Arzt.

Insulinresistenz-Check	Wert	Punkte
Body-Mass-Index (BMI)	> 26	1
Body-Mass-Index (BMI)	> 30	2
Blutdruck (mm/Hg)	> 140/90	2
Nüchtern-Blutzucker (mg/dl)	> 110	1
oder Nüchtern-Blutzucker bei bestehendem Diabetes	> 100	2
Triglyzeridwerte (mg/dl)	> 230	1
Gesamt-Cholesterin (mg/dl)	> 230	1

Auswertung:

0 Punkte = Eine Insulinresistenz ist unwahrscheinlich.
1–3 Punkte = Es besteht der Verdacht auf das Vorliegen einer Insulinresistenz.
4–8 Punkte = Es ist ziemlich sicher, dass Sie eine Insulinresistenz haben. Sprechen Sie unbedingt Ihren Arzt darauf an.

verbrannt werden kann, Triglyzeride – die sogenannten Blutfette. Dazu muss man wissen, dass der überschüssige Zucker zunächst zu einem Zwischenprodukt abgebaut wird, dem sogenannten HMG-CoA. Und daraus stellt der Körper das gefürchtete Cholesterin her. Ein Enzym steht nun bereit, das diesen Prozess noch beschleunigen kann: die HMG-CoA-Reduktase, die durch Insulin aktiviert wird. Rund 90 Prozent aller Menschen mit einem hohen Cholesterinspiegel erhalten ein Medikament, das diese HMG-CoA-Reduktase hemmt. Gemeint sind die sogenannten Statine. Paradox ist jedoch, dass diese Medikamente bei einem erhöhten Insulinspiegel nur wenig ausrichten. Denn während die Statine dieses Beschleunigungsenzym hemmen, sorgt Insulin für eine Aktivierung desselben.

Die Messung des Nüchtern-Insulinwertes erfolgt in Speziallabors und wird nur in speziellen Fällen auf Anraten des Arztes durchgeführt.

Früher von Vorteil, heute von Nachteil

Zusammenfassend lässt sich also Folgendes festhalten: Während die Insulinresistenz unserer Vorfahren eine wichtige Einrichtung der Natur war, ist sie heute die Hauptursache für Typ-2-Diabetes und ein Risikofaktor für viele andere Krankheiten. Dies belegt u.a. eine Studie von Prof. G. M. Reaven an 208 gesunden Personen, die er entsprechend ihres anfänglichen Insulinwertes in drei Gruppen einteilte. Nach 4 bis 11 Jahren untersuchte er alle Personen auf die fünf Krankheiten Bluthochdruck, Diabetes, Krebserkrankungen, Herzinfarkt bzw. Herz-Kreislauf-Erkrankungen und Schlaganfall. Sechs waren während der langen Versuchszeit verstorben, 43 am Ende erkrankt. In der ersten Gruppe waren 69 Personen mit einer zu Versuchsbeginn sehr niedrigen Insulinresistenz von 4,4. In dieser Gruppe waren alle Probanden am Versuchsende gesund. Bei der zweiten Gruppe mit ebenfalls 69 Personen lag die Insulinresistenz bei Versuchsbeginn zwischen 4,4 und ungefähr 7,8. Hier erkrankten nach dem genannten Zeitpunkt 12 Personen. Und in der dritten Gruppe mit einer anfänglichen Insulinresistenz von über 7,8 wurden von den 70 Personen 31, also knapp die Hälfte, krank!

Fazit

Alles in der Natur hat seinen Sinn – auch die Insulinresistenz. So wie sie für unsere Vorfahren ein Segen war, so müssen auch wir sie mit anderen Augen betrachten lernen. Denn eins ist sicher: Die Insulinresistenz ist nicht erschaffen worden, damit wir heute möglichst viele Herzinfarktpatienten und »Zuckerkranke« haben, sondern die Botschaft, die hinter der Insulinresistenz steht, lautet ganz einfach: »Geh achtsam, sparsam und wirtschaftlich mit den Nährstoffkohlenhydraten um!« Sie lautet nicht: »Ich muss Tabletten einnehmen und spritzen.«

Zur Messung des Taillenumfanges legen Sie das Maßband locker unter die dünnste Stelle unterhalb des Rippenbogens und oberhalb des Beckenkammes an. Atmen Sie bei der Messung dann entspannt aus.

Taillenumfang als Risikofaktor

Der Taillenumfang weist auf das Risiko einer Diabetes-Erkrankung hin

Risiko, an Diabetes zu erkranken	bei einem Taillenumfang von bei Männern	bei Frauen
Niedriges Risiko	< 94 cm	< 80 cm
Leicht erhöhtes Risiko	> 94 cm	> 80 cm
Stark erhöhtes Risiko	> 102 cm	> 88 cm

Quelle: International Diabetes Federation

In Deutschland beträgt der durchschnittliche Taillenumfang bei Frauen 89 Zentimeter, bei Männern 98 Zentimeter. Übrigens: Bereits bei einer Gewichtsabnahme von nur 4 Kilogramm gehen Mediziner davon aus, dass das Diabetes-Risiko halbiert wird!

Insulinresistenz und Taillenumfang

Bauchfett-Übergewicht – dabei besonders das innen liegende Bauchfett, das die Eingeweide umgibt – gilt als hoher Risikofaktor für Diabetes Typ 2 und Herz-Kreislauf-Erkrankungen. Denn im inneren (viszeralen) Bauchfett werden Entzündungsbotenstoffe produziert, allen voran der Botenstoff Interleukin-6, der, wie Wissenschaftler jüngst herausfanden, in Zusammenhang steht mit Bluthochdruck, Arterienverkalkung und Insulinresistenz. Auch Resistin, ein Hormon, das in den Fettzellen produziert wird, fördert die Insulinresistenz. Im inneren Bauchfett wird viermal so viel Resistin gebildet wie in anderem Fettgewebe. 95 Prozent der Menschen mit einem Taillenumfang von mehr als 100 Zentimeter gelten daher als insulinresistent. So ist das Maßband jetzt neben der Waage für viele Diabetiker zu einem der wichtigsten Messinstrumente geworden – auch für die Erfolgskontrolle der verschiedenen Therapiemaßnahmen. Nach der International Diabetes Federation gibt der Bauchumfang einen Hinweis auf den Risikograd, an Diabetes zu erkranken (siehe Kasten Seite 45).

Übergewicht kann man auch an dem Verhältnis Taillen- zu Hüftumfang ablesen. Dabei birgt der männliche »Apfeltyp«, bei dem überschüssiges Fett im Bauchbereich eingelagert wird, ein größeres Risiko für Gefäßerkrankungen als der weibliche »Birnentyp«, bei dem das Fett vermehrt Hüfte und Oberschenkel polstert.

Essen im Einklang mit der Natur

Heutzutage geht es darum, wieder im Einklang mit der Natur zu leben. Wir müssen uns so ernähren, wie die Natur es für uns vorgesehen hat. Und wir sollten uns dabei auch bewegen. Denn auch das hat die Natur für uns vorgesehen. Dann ist alles in Ordnung. Dann brauchen wir keine Tabletten und keine Spritzen, um die Zuckerwerte in Schach zu halten. Und dabei kann uns die Stoffwechselumstellung durch Metabolic Balance® gute Dienste leisten. So wie bei Wilhelm M. aus München. Der heute 75-jährige Rentner leidet seit 15 Jahren an Diabetes Typ 2, den er bis vor einem Jahr immer mit Metformin-Tabletten behandelte. Dann bekam er plötzlich höhere Blutzuckerwerte. Auch sein Blutdruck hatte sich in letzter Zeit bedenklich erhöht. Sein Diabetologe riet ihm deshalb dringend, Insulin zu spritzen. Doch da bekam es Wilhelm mit der Angst zu tun. Zum Glück erfuhr er von Metabolic Balance®. Er erhielt ein auf seine Blutwerte abgestimmtes Ernährungsprogramm. Dadurch gelang es ihm, acht Kilogramm abzunehmen und auch völlig auf die Zuckertabletten verzichten zu können. Auch sein Blutdruck sank in den Normbereich – und das schon nach ein paar Tagen der Stoffwechselumstellung. Mit seinem persönlichen Ernährungsplan von Metabolic Balance® kann Wilhelm seither prima leben. Natürlich »sündigt« er hin und wieder mal. Aber das ist nicht weiter tragisch, wenn er sich dann wieder tageweise an die strengeren Ernährungsregeln hält, denn wer einmal einen Plan hat, kann immer wieder auf ihn zurückgreifen. Und das tut Wilhelm gern. Denn es bedeutet für ihn: Kein erhöhter Blutzuckerspiegel, kein Bluthochdruck, keine Tabletten und schon gar keine Spritzen!

Jeder Ernährungsplan nach Metabolic Balance® beruht auf der individuellen Blutanalyse eines jeden Teilnehmers. So bekommt jeder Körper die Nährstoffe, die er für einen ausbalancierten Stoffwechsel benötigt.

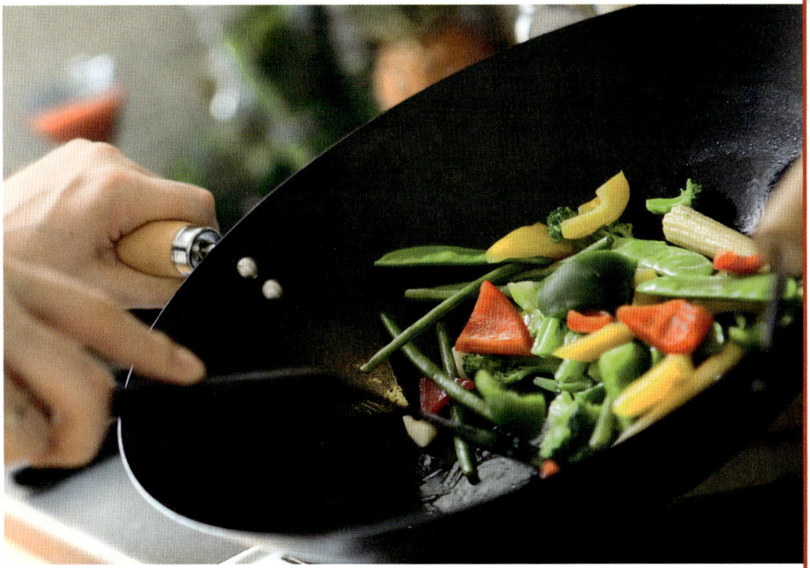

Der persönliche Ernährungsplan ermöglicht während der Stoffwechselumstellung eine abwechslungsreiche Nährstoffzufuhr.

Die wichtigen Messmethoden, um dem Krankheitsbild der »Zuckerkrankheit« auf die Spur zu kommen. Die Körpersignale erkennen und richtig handeln. Wie wirken die Medikamente?

Diabetes erkennen

Alles Wichtige zu Unterzucker und Überzucker

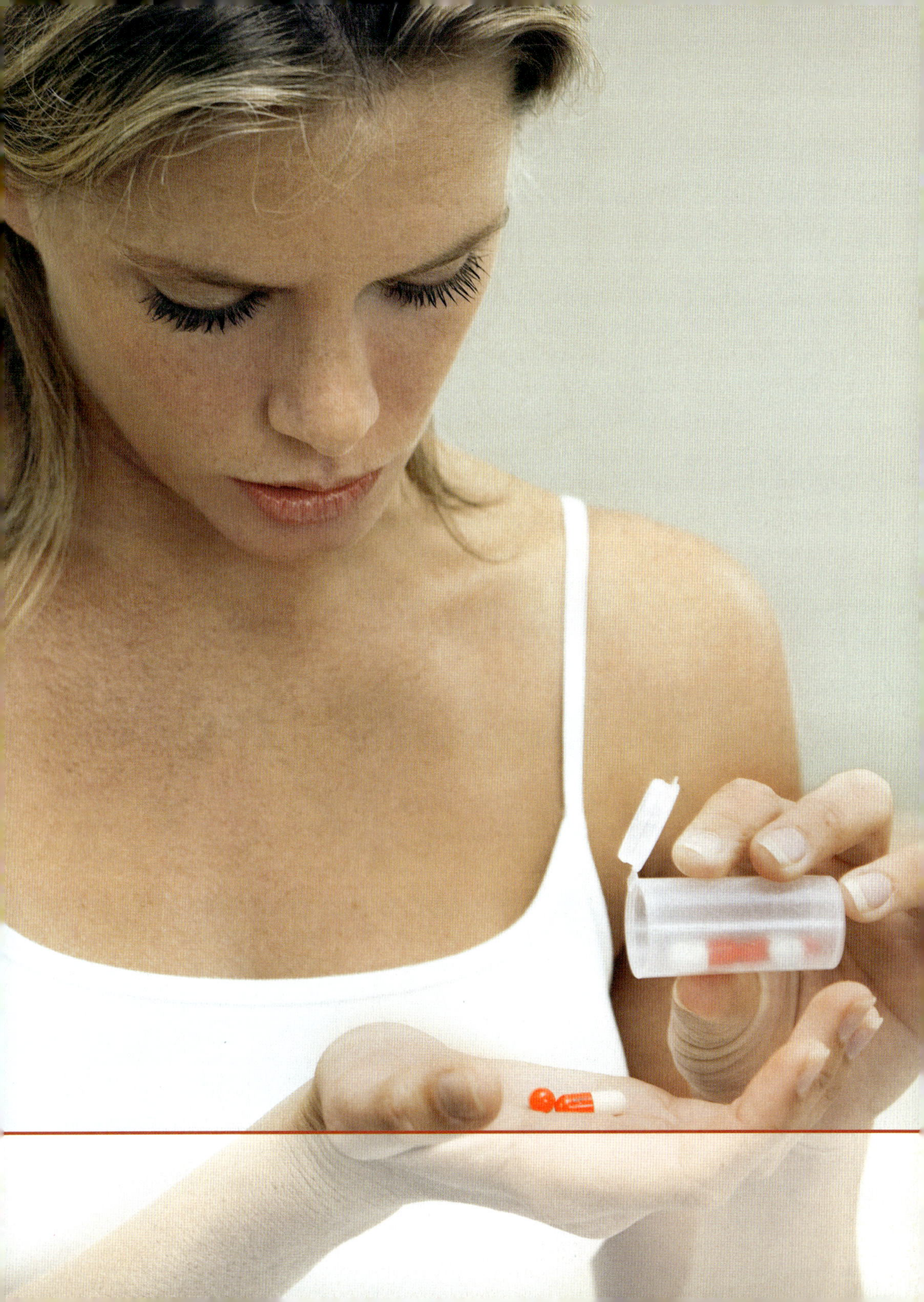

Den Körper beobachten

Den Typ-2-Diabetes erkennt man nicht immer auf den ersten Blick. Denn Müdigkeit und Leistungsschwäche als die Hauptindikatoren werden gern auch mit Stress und zunehmendem Alter in Zusammenhang gebracht. Gesteigertes Durstgefühl, häufiges Wasserlassen und Gewichtsverlust, wie sie meist beim Typ-1-Diabetes auftreten, kommen beim sogenannten »Altersdiabetes« nicht immer vor. Allerdings können schlecht heilende Wunden und Schmerzen an den Füßen auf eine Typ-2-Erkrankung hinweisen. Liegen außerdem Übergewicht, Bluthochdruck und erhöhte Blutfettwerte vor, dann ist das Risiko, an Diabetes zu erkranken, stark erhöht.

Eine Überzuckerung kann auch durch das Trinken von zu viel Alkohol ausgelöst werden. Besprechen Sie deshalb mit Ihrem Arzt, ob Sie sich ab und zu ein Gläschen Wein genehmigen dürfen.

Achtung bei Unterzucker/Überzucker

Ein normaler Blutzuckerwert liegt bei 90 bis 120 mg/dl. Alles, was darunter oder darüber liegt, bezeichnet man als Unterzucker (Hypoglykämie) bzw. Überzucker (Hyperglykämie). In beiden Fällen handelt es sich um eine krankhafte Entgleisung des Stoffwechsels.

Unterzuckerung (Hypoglykämie)

Sinkt der Blutzucker unter den allgemein festgesetzten Grenzwert von 90 mg/dl, dann spricht man von Unterzucker. Wenn er unter 40 bis 50 mg/dl fällt, treten typische Beschwerden wie Kopfschmerzen, Nervosität, Müdigkeit mit häufigem Gähnen, Blässe, Heißhunger, Herzklopfen, ein Kribbeln an verschiedenen Körperstellen sowie leichte Konzentrationsschwäche auf. Bei einer Unterzuckerung werden wichtige Organe nicht mehr ausreichend mit Glukose versorgt, das kann auch ein Zittern am ganzen Körper, Schweißausbrüche oder Unruhe auslösen. Die Gründe für eine Unterzuckerung können vielfältig sein. Hat man etwa zu wenig gegessen oder sich sportlich zu stark betätigt, kann dies bereits zu einer Unterzuckerung führen. Aber auch eine versehentliche Überdosierung von Insulin oder orale Antidiabetika können den Zuckerspiegel in den Keller jagen.

Erste Hilfe bei Unterzuckerung

Eine Unterzuckerung kündigt sich meist durch Heißhunger (oft auf Süßes) an. Dann sollte man ein bis zwei Plättchen Traubenzucker oder acht Stück Würfelzucker essen. Auch 200 Milliliter eines zuckerhaltigen Getränkes eignen sich als Erste Hilfe bei einer Unterzuckerung. Jede körperliche Aktivität sollte dann sofort eingestellt werden. Stattdessen sollte man ein belegtes Brot essen, um eine erneute Unterzuckerung zu vermeiden. Sehr schwere Hypoglykämien wie Bewusstlosigkeit sind in der Regel selten, da der Körper durch die Gabe von Zucker die Stoffwechselentgleisung meist selbst wieder in den Griff bekommt.

Überzuckerung (Hyperglykämie)

Eine Stoffwechselentgleisung in die andere Richtung stellt das größere Problem dar. Liegt der Blutzucker nüchtern über 110 mg/dl beziehungsweise über 180 mg/dl nach einer Mahlzeit, spricht man von Hyperglykämie. In diesem Zustand steht nicht genügend Insulin zur Verfügung. Einem solchen Anstieg des Blutzuckers liegen meist Ernährungsfehler wie zu reichliches und üppiges Essen zugrunde. Nicht selten wurde es auch versäumt, auf die Tabletteneinnahme zu achten. Aber auch Stresssituationen, Krankheit oder eine Infektion können zu einem erhöhten Blutzuckerspiegel führen. Mögliche erste Symptome sind oft erhöhte Urinproduktion mit Zuckerausscheidung, starker Durst, Müdigkeit, Schlappheit, aber auch extreme Bauchschmerzen können auftreten. Azetongeruch beim Ausatmen,

Angehörige und Freunde sollten Bescheid wissen, dass Sie Diabetiker sind, um im Falle einer Unterzuckerung richtig handeln zu können. Im Extremfall muss nämlich Glukagon gespritzt werden, um die Glukosereserven aus der Leber freizusetzen. Informieren Sie sich bei Ihrem Arzt.

Benommenheit, schwere Atmung, Übelkeit und Erbrechen sind hingegen bereits Hinweise auf ein nahendes diabetisches Koma. Typ-1-Diabetiker können bereits ab einem Blutzuckerwert von über 300 mg/dl ins »ketoazidotische Koma« fallen. Hier wird, weil keine Glukose in die Zellen gelangt, Fett zu Ketonkörpern abgebaut, die den Körper stark übersäuern. Die Betroffenen verströmen Azetongeruch und hyperventilieren, um Kohlendioxid abzuatmen. Hier herrscht »absoluter Insulinmangel«. Typ-2-Diabetiker haben im »hyperosmolaren Koma« Blutzuckerwerte von über 800 mg/dl, da sie an einem »relativen Insulinmangel« leiden. Das führt dazu, dass noch mehr Zucker und damit auch Wasser über die Nieren ausgeschieden wird und vermehrt Flüssigkeit aus den Zellen, auch aus dem Gehirn, ins Gefäßsystem gelangt. In diesem Fall führt der intrazelluläre Flüssigkeitsverlust zum Koma.

Um eine Überzuckerung frühzeitig zu erkennen, ist es wichtig, regelmäßig die Urin- und Blutzuckerwerte zu protokollieren. So können Sie rechtzeitig Kontakt mit Ihrem Arzt aufnehmen.

Erste Hilfe bei Überzuckerung

Bei einer Überzuckerung muss man sofort soviel Wasser wie möglich trinken. Der hohe Blutzuckerspiegel hat den Körperzellen sehr viel Wasser entzogen. Falls Sie es zuvor versäumt haben, nehmen Sie nun sofort Ihre Medikamente ein. Sinkt der Blutzuckerspiegel danach nicht ab, so ist sofort ein Arzt zu konsultieren. Wichtig: Patienten mit diabetischem Koma müssen schnellstmöglich ins Krankenhaus eingeliefert werden, denn die Folgen können tödlich sein.

Wissenswertes über Medikamente

Zuckersenkende Medikamente sind verschreibungspflichtig und werden vom Arzt verordnet. Wegen der individuellen Facetten einer Diabeteserkrankung wird der Arzt vielleicht auch die Kombination verschiedener oraler Antidiabetika empfehlen.

Medikamente gegen Diabetes mellitus Typ 2

Medikamente	Wirkmechanismen	Nebenwirkungen
Acarbose	hemmt Enzyme der Zuckeraufspaltung im Darm (Glucosidasehemmer)	Blähungen, Bauchschmerzen
Metformin	hemmt Gluconeogenese, stimuliert Glykogensynthese in der Leber	Wenig, ideal für Typ-2-Diabetiker!
Sulfonylharnstoff (Glibenclamid)	Stimuliert die Bauchspeicheldrüse, mehr Insulin zu produzieren	Hypoglykämie
Glitazone	verbessert den Glukosetransport in die Zelle	Gewichtszunahme, häufiger Frakturen bei Frauen, häufiger Herzinfarkte
Inkretin: GLP-1 Analoga (Glucagon-like-Peptid)	aktiviert den GLP-1-Rezeptor	Bisher nicht zugelassen, keine Nebenwirkung bekannt, Gewichtsabnahme
Inkretin: DPP-Hemmer (Dipeptidylpeptidase inaktiviert GLP-1)	hemmt DPP (Dipeptidylpeptidase)	Dosisanpassung bei Niereninsuffizienz

Acarbose

Diese Medikamente, sogenannte Alpha-Glucosidasehemmer, wirken im Darm und verlangsamen die Aufspaltung der Kohlenhydrate in Zucker und damit auch die Aufnahme ins Blut. Die über die Nahrung aufgenommenen langkettigen Kohlenhydrate werden durch das Enzym Alpha-Glucosidase im Darm in die Einfachzucker zerlegt. Acarbose hemmt dieses Enzym, die Kohlenhydratketten bleiben zusammen und können nicht aufgenommen werden, weil sie zu groß sind, um die Darmwand zu passieren. So wird ein rascher Zuckeranstieg nach den Mahlzeiten verhindert. Bei Behandlungsbeginn kann die verzögerte Kohlenhydratverdauung zu Völlegefühlen, Blähungen und

Durchfall führen. Eine Gefahr der Unterzuckerung besteht nicht.
Präparat: Glucobay
Nebenwirkung: Die nicht ins Blut aufgenommenen Kohlenhydrate gelangen in den Dickdarm und führen dort zu Blähungen und Bauchkrämpfen. Wenn gleichzeitig Sulfonylharnstoffe genommen werden und es zur Hypoglykämie kommt, kann nur reiner Traubenzucker helfen, der bereits ein Einfachzucker ist und nicht mehr durch die Alpha-Glucosidase aufgespalten werden muss.

Unter einer Azidose versteht man das Ansammeln von zu vielen Säuren im Blut mit nachfolgender Übersäuerung des Körpers. Dieser versucht dann durch verstärkte Atmung (Hyperventilation), saures Kohlendioxid über die Atemluft abzugeben.

Metformin

Metformin ist die weltweit am häufigsten eingesetzte Substanz bei Typ-2-Diabetes. Sie gehört zu der Substanzgruppe der Biguanide. Das sind Stoffe, die über einen dreifachen Wirkansatz verfügen:

- Metformin verbessert die Wirkung des körpereigenen Insulins und dadurch auch die Aufnahme von Glukose in die Blutzellen.
- Metformin hemmt die Freisetzung von Zucker aus der Leber.
- Metformin wirkt auch im Darm und verzögert die Aufnahme von Zucker ins Blut.

Metformin eignet sich für Typ-2-Patienten mit Übergewicht, da es zugleich den Fettstoffwechsel verbessern, die Triglyzeride im Blut senken und somit den Abbau von Übergewicht begünstigen soll. Das Medikament wird ein- bis zweimal täglich, bevorzugt zu den Mahlzeiten, eingenommen. Möglicherweise verbessert es auch die Insulinresistenz, weswegen es häufig auch von Gynäkologen zur Behandlung der Zystenbildung an den Eierstöcken (S. 104) eingesetzt wird.
Präparate: Glucophage, Mescorit, Diabetase
Nebenwirkung: Von allen Medikamenten gegen Diabetes hat es die wenigsten Nebenwirkungen. Nicht eingesetzt werden sollte es bei schwerer Nieren- oder Leberinsuffizienz und bei Störungen, die zur Azidose führen können.

Sulfonylharnstoffe

Unabhängig von der Blutzuckerkonzentration stimulieren Sulfonylharnstoffe die erhöhte Freisetzung von Insulin durch eine Blockade von Kaliumkanälen in den Beta-Zellen der Bauchspeicheldrüse. Es strömt vermehrt Kalzium in die Zellen. Dies bewirkt, dass die Transportproteine für Insulin leichter mit der Membran verschmelzen und vermehrt Insulin ausschütten.

Präparate:
Glibenclamid (Euglucon, Normoglucon, Glucobene)
Glibornurid (Glutril)
Gliclacid (Diamicron)
Glimepirid (Amaryl, hat längere Wirkdauer als Glibenclamid)
Glipizid (Glibenese, Minidiab)
Gliquidon (Glurenorm)
Glisoxepid (Pro Diaban)
Glycodiazin (Redul)

Nebenwirkung: Früher oder später erschöpfen sich jedoch die Beta-Zellen durch die hohe Insulinproduktion, und der Patient wird insulinpflichtig. Durch die hohen Insulinspiegel kommt es leicht zum Unterzucker.

Sulfonylharnstoffe regen die Produktion von körpereigenem Insulin an. Allerdings funktioniert das nur so lange, wie die Bauchspeicheldrüse überhaupt in der Lage ist, das Hormon zu produzieren. Ein deutlich über dem Normwert erhöhter HbA1c-Wert zeigt im Zweifelsfall an, ob das Medikament noch wirkt.

Glibenclamid

Glibenclamid ist einer der bedeutendsten Vertreter der Gruppe der Sulfonylharnstoffe. Dieses oral verabreichte Antidiabetikum wirkt direkt auf die insulinproduzierenden Zellen der Bauchspeicheldrüse ein und regt diese zur vermehrten Ausschüttung von Insulin an. Ein echter Insulinmangel liegt meistens eher bei schlanken Patienten vor. Ein übergewichtiger Diabetiker hingegen verfügt im Anfangsstadium des Diabetes häufig noch über genug Insulinreserven. Glibenclamid sollte in diesem Fall erst dann verabreicht werden, wenn die Insulinproduktion nach langer Krankheitsdauer tatsächlich nachlässt, denn die Abrufbarkeit des Insulins durch Sulfonylharnstoffe ist begrenzt. Eine spätere Höherdosierung muss nicht unbedingt zu einer Wirkungsverstärkung führen. Das Medikament muss sorgfältig dosiert werden, da ein Zuviel an Wirkung eine Unterzuckerung (vorwiegend am Spätnachmittag) auslösen kann.

Glitazone

Diese neue Substanzklasse soll die Empfindlichkeit für Insulin im Fettgewebe, in der Skelettmuskulatur und in der Leber erhöhen, zudem wird die Freisetzung von Zucker aus der Leber gehemmt. Die neue Arzneistoffgruppe ist bisher allerdings nicht als alleinige Therapie zugelassen, sondern nur in Kombination mit Metformin oder Sulfonylharnstoffen und Abkömmlingen.

Präparate: Actos, Avandia

Nebenwirkung: Gewichtszunahme, vermehrte Knochenfrakturen bei Frauen und vermehrte Herzinfarkte, wie in mehreren Studien nachgewiesen wurde.

Die Substanzgruppe der Glitazone ist erst seit wenigen Jahren auf dem Markt. Langzeitstudien liegen aus diesem Grund noch nicht vor.

Inkretine

Inkretine sind Hormone im Darm, die nach dem Verzehr von Kohlenhydraten freigesetzt werden, zur Bauchspeicheldrüse wandern und diese anregen, Insulin zu bilden und die Bildung von Glukagon zu hemmen. Als Medikament zählen sie zu den neuen Hoffnungsträgern in der Diabetestherapie. Sie aktivieren die Rezeptoren für das Inkretinhormon, das die Insulinproduktion effektiv beschleunigt und zwar nur dann, wenn Kohlenhydrate gegessen wurden. Diese Medikamenteneinnahme bewirkt zwar keine Gewichtszunahme, jedoch werden häufig bei der anfänglichen Einnahme Nebenwirkungen wie Übelkeit und Magen-Darm-Beschwerden beobachtet.

Wissenswertes über Insuline

Für Typ-1-Diabetiker stellt Insulin die Basis der Behandlung dar. Für diese Patienten ist Insulin ein Wundermittel, da es ihnen das Überleben ermöglicht. Aber auch der Typ-2-Diabetiker kann in fortgeschrittenem Stadium des Diabetes auf Insulin angewiesen sein, wenn die Insulinproduktion der Bauchspeicheldrüse völlig eingestellt ist. Insulin – als Ersatz für das körpereigene – kann nicht in Tablettenform eingenommen werden, da es vom Magen aufgelöst werden würde. Insulin muss daher in Form von Spritzen, Pens, Pumpen bzw. Sprühfläschchen zum Inhalieren verabreicht werden.

Verzögerungsinsulin muss vor dem Spritzen immer gut durchmischt werden, um richtig dosiert werden zu können. Dafür rollt man die Ampulle mehrmals oder schwenkt sie so lange, bis die Flüssigkeit gleichmäßig trüb ist.

Welche Insulintherapie ist die beste?

Eine »beste« Insulintherapie gibt es nicht. Insuline unterscheiden sich nach ihrer Stärke, der Zeit ihres Wirkungseintritts und der Wirkungsdauer: Es gibt kurz wirkendes Insulin (Normalinsulin), Langzeitinsulin bzw. Verzögerungsinsulin (Depotinsulin), Mischinsulin und Insulinanaloga. Art und Dosis des Insulins hängen von den jeweiligen Ernährungsgewohnheiten und den sportlichen Aktivitäten ab. Der Diabetologe wird daraufhin das entsprechende Insulin verordnen.

Das Normalinsulin wird vor jeder Mahlzeit gespritzt, das Verzögerungsinsulin ein- bis zweimal täglich, meist mittags und/oder vor der Nachtruhe, sehr selten morgens. Mischinsuline bestehen aus kurz wirkendem Insulin plus Verzögerungsinsulin. Insulinanaloga sind im Gegensatz zu den anderen Insulinen nicht mit dem des Menschen identisch (Humaninsulin), sondern Kunstinsuline, bei denen bestimmte Eiweißbausteine ausgetauscht sind, um auch nach dem Essen gespritzt werden zu können.

Es ist wichtig, regelmäßig die relevanten Werte des Diabetes zu messen, um eine Verlaufskontrolle zu haben. So kann der Arzt Medikamente und Insulin gezielt dosieren.

Selbstkontrolle schützt

Aussagekräftiges Profil des Gesundheitszustandes

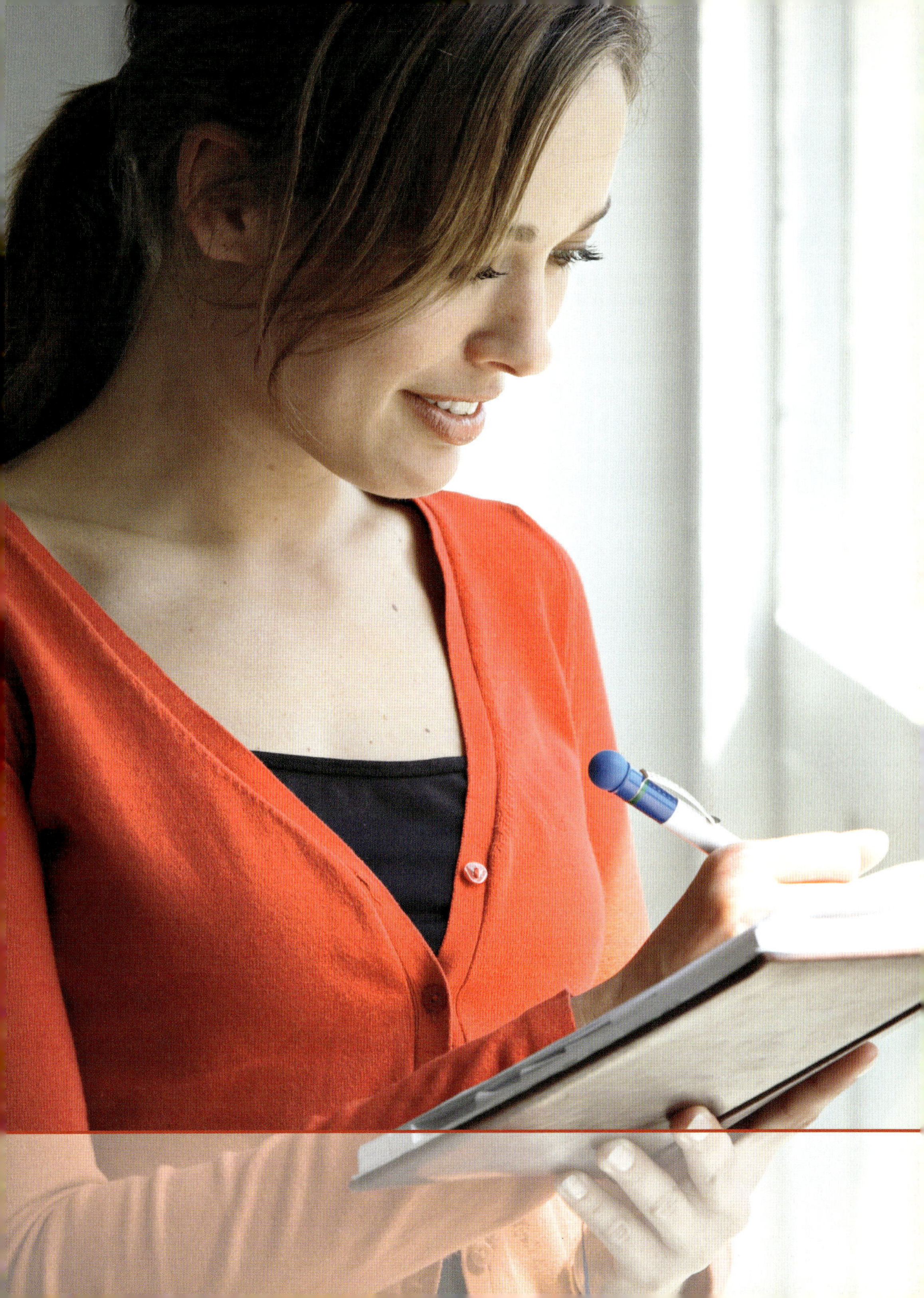

Informationen sammeln

»mg/dl« und »mmol/l« sind verschiedene Angaben zur Bestimmung der gleichen Messgröße: der Konzentration des Zuckers im Blut. Man kann sie umrechnen: mg/dl x 0,0555 = mmol/l und mmol/l x 18,018 = mg/dl.

Um den Blutzuckerspiegel unter Kontrolle zu halten und Entgleisungen nach oben und unten zu vermeiden, ist es für Diabetes-Patienten ratsam, Blut- und Urinzucker regelmäßig zu messen. Denn durch die regelmäßige Kontrolle ist auch ein schnelles Handeln bei Stoffwechselentgleisungen möglich, und das Risiko von Folgeerkrankungen kann gesenkt werden. Außerdem bekommt man auf diese Weise selbst einen guten Überblick, wie der Körper auf bestimmte Ereignisse wie sportliche Anstrengungen oder Stress und auf Nahrungsmittel reagiert. Eine regelmäßige Kontrolle ist aber vor allem deshalb so wichtig, um größere Blutzuckerschwankungen zu vermeiden. Denn das Risiko, an den großen Blutgefäßen, an Augen und Nieren zu erkranken, ist sonst stark erhöht. Zusätzliche Messungen sollten zudem in folgenden Fällen vorgenommen werden:

- vor größeren körperlichen Anstrengungen
- bei Unwohlsein
- bei Anzeichen von Unterzuckerung wie Heißhunger auf Süßes
- auf Reisen
- während einer Schwangerschaft
- vor längeren Autofahrten
- vor allen Insulininjektionen
- bei Infektionserkrankungen.

Blutzucker selbst messen

Den Blutzucker selbst zu messen ist heutzutage keine Affäre. Fast alle Geräte liefern in Sekundenschnelle das Ergebnis. Und mit einer Stechhilfe kann der für die Blutmessung wichtige Blutstropfen leicht und schmerzfrei gewonnen werden. Da trotz der einfachen Handhabung immer wieder Fehlerquellen auftauchen, gebe ich Ihnen nachfolgend die wichtigsten Tipps.

Tipps zum Blutzuckermessen

- Waschen Sie sich vor jeder Blutentnahme die Hände! Denn Zucker an den Fingern – ganz gleich ob von Obst oder Schokolade – verfälscht das Ergebnis.
- Feuchtigkeit beeinträchtigt das Ergebnis der Teststreifen. Deswegen sollten Sie diese weder in der Küche noch im Bad, sondern an einem trockenen Ort lagern.
- Pressen Sie das Blut nicht aus der Fingerbeere heraus, weil es sonst leicht passieren kann, dass gleichzeitig Gewebeflüssigkeit austritt. Diese verdünnt das Blut, und der Wert ist verfälscht. Deswegen: Machen Sie lieber noch mal einen neuen Pieks.
- Auch eine hohe Dosis an Vitamin C und verschiedene Medikamente können das Ergebnis beeinflussen.
- Natürlich sollten Sie auch das Verfallsdatum auf den Teststreifen beachten.

Überprüfen Sie von Zeit zu Zeit die Genauigkeit Ihres Blutzuckermessgerätes anhand einer Kontrolllösung, um fehlerhafte Anzeigen zu vermeiden. In Ihrer Apotheke wird man Sie gerne dazu beraten.

Aber bitte nicht übertreiben!

Allerdings sollten Sie beim Blutzuckermessen auch nicht übertreiben! Ich hatte Patienten in meiner Praxis, die es ganz genau genommen haben und fast stündlich den Blutzucker kontrolliert haben und versuchten, sofort mit entsprechenden Medikamenten oder Nahrung einen Ausgleich zu erwirken. Doch so genau wie unser Körper das alle paar Sekunden tut, können wir gar nicht messen. Unser Organismus ist ständig damit beschäftigt, den Blutzuckerspiegel zu regulieren. Vertrauen Sie auf Ihren Körper, denn durch die richtige Ernährungsweise geschieht vieles wie von selbst, die Natur hält – wie Sie in diesem Buch bereits erfahren haben – sehr schlaue Regulationsmechanismen parat, damit der Blutzucker weder zu hoch ist, noch zu tief absinkt. Darüber hinaus benötigt der Körper manchmal einfach einen höheren Blutzuckerspiegel, beispielsweise bei körperlicher Anstrengung oder in Stresssituationen. Gerade dann sollte man nicht versuchen, den Blutzuckerspiegel durch eigene Interventionen nach unten zu bringen.

Urinzucker selbst messen

Urinzucker-Tests werden normalerweise regelmäßig vom Arzt vorgenommen. Diabetes-Typ-2-Patienten können diesen Test auch einmal im Monat von zu Hause aus durchführen. Es empfiehlt sich, die Zuckerwerte nach dem Frühstück zu messen, denn dann sind sie am höchsten. Und so wird es gemacht: Einfach einen Teststreifen in den Urinstrahl halten. Die Farbskala zeigt an, ob Zucker mit dem Harn ausgeschieden wurde.

Den Zucker im Urin, im Harn, zu bestimmen, ist vor allem für all jene Menschen wichtig, die Tabletten einnehmen. Denn wenn Zucker im Urin ist, bedeutet dies, dass die Medikamente nicht mehr richtig wirken.

Blutdruck selbst messen

Nahezu 50 Prozent aller Menschen über 60 Jahre leiden unter Bluthochdruck (Hypertonie). Typ-2-Diabetiker sind besonders betroffen, denn ihre Erkrankung ist häufig an Bluthochdruck, erhöhten Blutfettwerten und Übergewicht gekoppelt – dem sogenannten Metabolischen Syndrom, von dem später noch ausführlich die Rede sein wird. Bluthochdruck gilt als starker Risikofaktor für Herzinfarkt und Schlaganfall, denn ein erhöhter Blutdruck schädigt die Gefäßwände. Bei einem zu hohen Druck des Blutes steigt auch der Druck auf die Gefäßwände der Arterien. Dies hat Auswirkungen auf die Herzleistung, denn das Herz muss dann mehr Kraft zum Pumpen aufwenden. Hält dieser Zustand an, dann erlahmt mit der Zeit die Herzmuskelkraft, was zu einer Herzschwäche führen kann. Auch an den Gefäßen des Augenhintergrundes und den Nieren kann ein permanent erhöhter Blutdruck erheblichen Schaden anrichten. Das Fatale: Bluthochdruck verursacht keine Schmerzen, hinterlässt auch sonst keine spürbaren Beschwerden und bleibt oft lange unbemerkt. Für Diabetes-Patienten ist es deshalb umso wichtiger, den Blutdruck zu kontrollieren.

Der Blutdruck wird nach der Riva-Rocci-Messmethode gemessen, deshalb liest man zuweilen die Angabe »RR« in entsprechenden Berichten.

Selbst messen ist von Vorteil

Natürlich kann man seinen Blutdruck regelmäßig beim Arzt messen lassen. Auch bieten viele Apotheken den Service des Blutdruckmessens an. Besser und vor allem sicherer ist es jedoch, wenn man selbst den Blutdruck regelmäßig zu Hause misst. Dadurch erhält man eine regelmäßige Selbstkontrolle und meist sogar sicherere Werte als beim Arzt, da man dort meistens aufgeregt ist, was den Blutdruck oft in die Höhe treibt. Im Handel gibt es mittlerweile vollautomatische Oberarm- und Handgelenk-Messgeräte. Diese sind auch für den Laien sehr einfach zu bedienen und verfügen über ein gut lesbares Display.
Tipp: Messen Sie jeden Tag zu einer bestimmten Zeit, notieren Sie sich die Messergebnisse und legen Sie diese Ihrem Arzt vor.

Was Blutdruckwerte bedeuten

Bei den Blutdruckwerten unterscheidet man den oberen (systolischen) Wert vom unteren (diastolischen) Wert. Der systolische Wert zeigt den höchsten Druck in den Arterien an, der diastolische Wert den niedrigsten Druck in den Arterien. Ein systolischer Wert bis 135 mmHG gilt als normal, ab 140 mmHG und mehr spricht man von einem erhöhten Blutdruck. Beim diastolischen Wert liegt die Grenze bei 85 mmHG, ab 90 mmHG spricht man auch hier von einem erhöhten Blutdruck.

Tipps zum Blutdruckmessen

- Grundsätzlich sollten Sie Ihren Blutdruck immer im Ruhezustand messen. Körperliche Betätigung wie beispielsweise Treppensteigen lässt den Blutdruck in die Höhe schnellen.
- Während des Messens sollten Sie ruhig sitzen und den Unterarm bequem auf einer Stütze ruhen lassen – wie beim Arzt.
- Während des Messvorgangs sollten Sie nicht sprechen oder sich bewegen, denn auch dadurch kann sich der Blutdruck erhöhen.
- Die Manschette sollte auf dem bloßen Oberarm liegen und nicht zu locker sein.
- Tragen Sie Ihre Messergebnisse regelmäßig in einen »Blutdruckpass« ein, den man in Apotheken erhält.
- Zur Sicherheit empfiehlt es sich, einmal im Jahr eine Vergleichsmessung des eigenen Blutdruckmessgeräts mit einem Gerät aus der Apotheke vornehmen zu lassen.

Das kleine handliche Metabolic-Balance®-Tagebuch ist ideal, um alle diabetikerrelevanten Messergebnisse übersichtlich aufzuschreiben (siehe Seite 159).

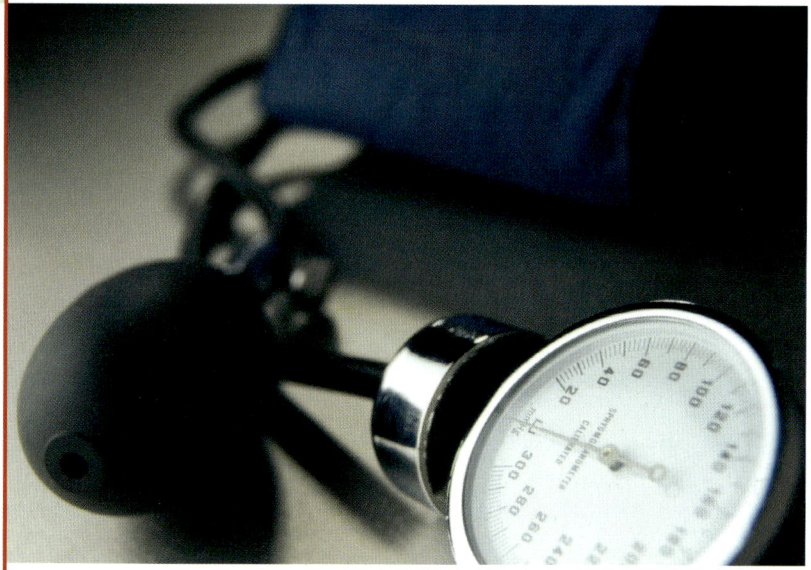

Den Blutdruck selbst zu messen ist für Diabetiker selbstverständlich.

Diabetes-Tagebuch führen

Für jeden Diabetiker ist es ausgesprochen sinnvoll, ein Tagebuch zu führen, indem er täglich einträgt, wie hoch der gemessene Blutzucker war, ob er Tabletten eingenommen oder Insulin gespritzt bzw. was er gegessen hat. Mit so einem Tagebuch kann der Diabetiker aber nicht nur feststellen, wie hoch sein Blutzuckerspiegel ist, sondern auch, wie der Verlauf während des Tages war. Jede Entgleisung aufgrund eines Ernährungsfehlers wird sofort sichtbar. Auf diese Weise lässt sich schnell herausfinden, welche Nahrungsmittel verträglich sind und welche nicht. Es empfiehlt sich, in ein solches Tagebuch auch die Messwerte von Blutdruck und Blutfetten einzutragen. Denn dann erst erhält man ein komplettes Profil des eigenen Gesundheitszustandes.

Online ist eine gute Alternative

Die Daten eines solchen Tagebuches sind auch für die Gespräche mit dem behandelnden Arzt bzw. Diabetologen wertvoll. Interessant sind diesbezüglich die zahlreichen Online-Tagebücher, die man kostenlos aus dem Internet herunterladen kann. Der Vorteil eines Online-Tagebuches besteht nicht nur darin, dass man nun alle Daten elektronisch verwalten und auswerten kann. Wenn man dem Arzt den Zugriff auf die Daten erlaubt, muss man zur Einstellung vielleicht auch nicht so oft in die Praxis. Der Arzt erhält dann einen Einblick in das Tagebuch, auch wenn der Patient nicht vor ihm sitzt, kann Tipps per Telefon geben und gegebenenfalls Änderungen vorschlagen. Denn mit dem Online-Tagebuch sieht man die Sollwerte gleich auf einen Blick. Und es kann eine gute Arzt-Patienten-Kommunikation entstehen. Außerdem ersparen sich beide Seiten viel Zeit. Auch eine flexible, auf den Patienten zugeschnittene Therapie wird dadurch vereinfacht.

Das neue Internetportal www.mein-metabolic-balance.de bietet jedem Teilnehmer des Stoffwechselprogramms die Möglichkeit, ein eigenes Profil mit Passwort anzulegen. Darin werden die persönlichen Daten, auch für den Betreuer, auf einen Blick zusammengestellt und z. B. der Gewichtsverlauf optisch dargestellt.

Zusammenhänge wahrnehmen. Die Bestandteile unserer Nahrung erkennen. Die Bauchspeicheldrüse als wichtiges Organ der Verdauung kennenlernen. Übergewicht und seine Folgen einschätzen.

Viele Ursachen – eine Krankheit

Diabetes erfordert Wissen, um behandelt werden zu können

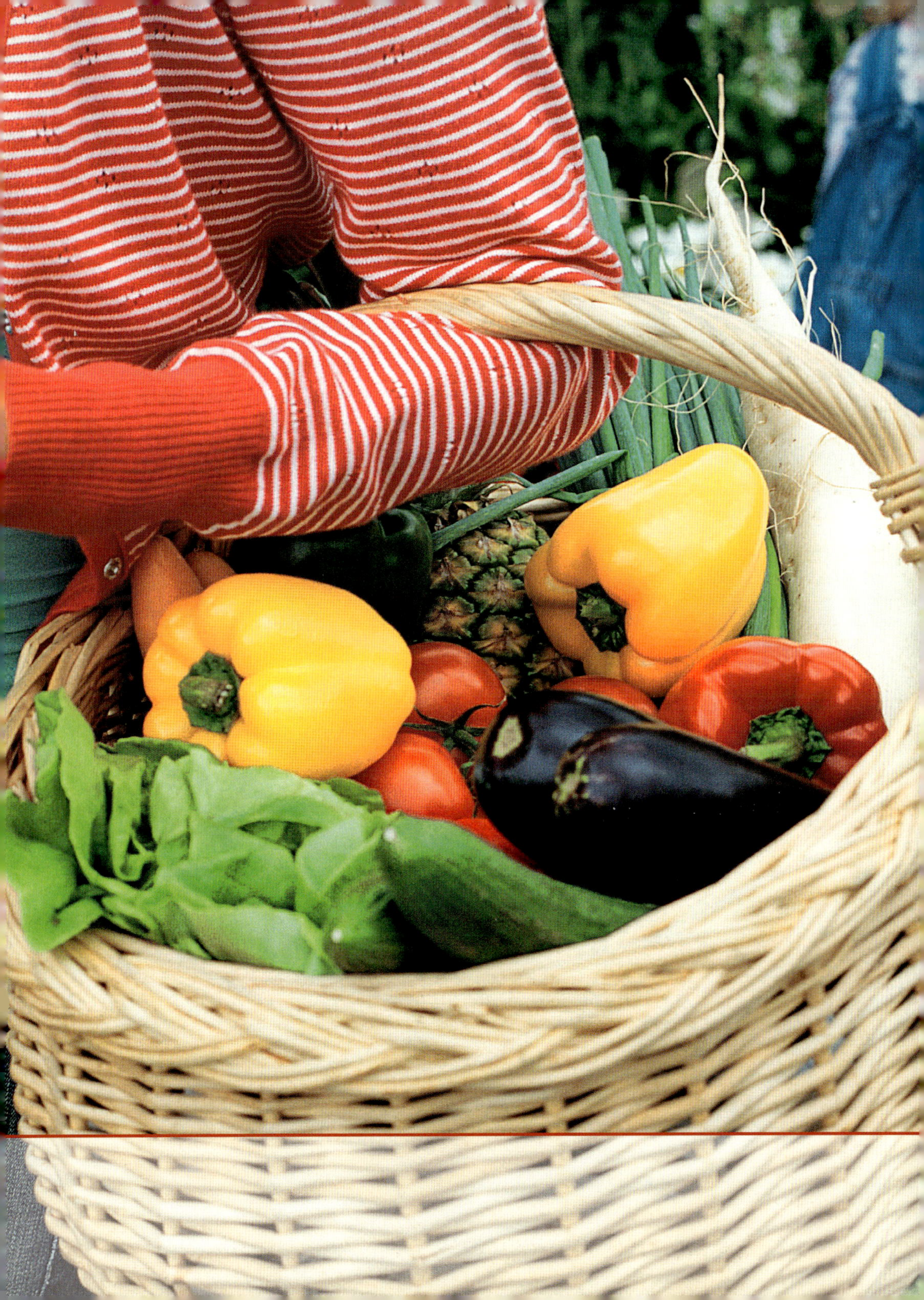

Kleine Ernährungskunde

Eine Ernährung nach Metabolic Balance® führt dem Körper alle Nährstoffe zu, die er benötigt, um seinen Stoffwechsel im Gleichgewicht zu halten. Durch die Grundregeln zur Nahrungsaufnahme (Seite 111) wird zudem eine naturgerechte Insulinausschüttung gefördert.

Neben der Kontrolle von Blutzucker- und Blutdruckwerten sowie dem Führen eines Tagebuches sind vor allem Ernährung und Bewegung die Eckpfeiler einer erfolgreichen Diabetes-Behandlung. Nachfolgend erfahren Sie Wissenswertes über die Grundbausteine unserer Nahrung und wie diese – optimal kombiniert – günstig für unsere Gesundheit sind, um keinen stoffwechselbedingten Erkrankungen Tür und Tor zu öffnen. Wir von Metabolic Balance® sind stolz darauf, dass es uns gelungen ist, ein ganzheitliches Ernährungskonzept zu entwickeln, das die Besonderheiten jedes Einzelnen berücksichtigt. Ein Konzept, das mittlerweile Erfolgsgeschichte schreibt und so manchen Diabetiker nicht nur von lästigem Übergewicht, sondern auch von Medikamenten und Spritzen befreien konnte. Wie viele andere Ernährungsformen, so beruht auch Metabolic Balance® auf den drei Grundnährstoffen Eiweiß, Fett und Kohlenhydraten. Der große Unterschied besteht jedoch in der Gewichtung. Während fast alle anderen Ernährungsformen und Diäten – eingeschlossen die Empfehlungen der Deutschen Gesellschaft für Ernährung (siehe Seite 38) – Kohlenhydrate in den Mittelpunkt des Speiseplans stellen, sind diese bei Metabolic Balance® nur in eingeschränkter Form empfohlen. Eine besondere Gewichtung kommt stattdessen den Eiweißen zu.

Metabolic Balance® besinnt sich auf die Natur

Metabolic Balance® (von Metabolismus = Stoffwechsel) orientiert sich am Millionen Jahre alten Stoffwechsel des Menschen, der bis in die frühe Zeit der Jäger und Sammler zurückgeht. Und genau darin besteht auch sein Erfolgskonzept. So gehört es zum genetischen Programm des Menschen, viel Eiweiße und Fette, aber wenig Kohlenhydrate zu sich zu nehmen. Eiweiße und Fette in Form von tierischen

Produkten (erlegtem Wild, Eier etc.) waren das ganze Jahr über vorrätig, wenn man fleißig jagte. Kohlenhydrate wie Früchte und Beeren hingegen waren jahreszeitlich gebunden und eher rar, von Schokoriegeln oder Kuchen ganz zu schweigen. Denn diese gab es schlichtweg gar nicht. Erfahren Sie deshalb nun wichtige Fakten über unsere drei Grundnahrungsmittel Eiweiß, Fette und Kohlenhydrate.

Eiweiß – wichtig für die Zellversorgung

Im Unterschied zu den Kohlenhydraten, die den Blutzuckerspiegel mehr oder weniger stark in die Höhe schnellen lassen, ist der Einfluss von Eiweißen auf den Blutzuckerspiegel gleich Null. Das macht Eiweißkost zur idealen Diabetikerkost! Welch wichtige Rolle Eiweiß (Protein) aber auch sonst unter den drei Hauptnährstoffen spielt, lässt sich auch an seinem Namen erkennen: Protein (von griech. »Proteos«) bedeutet übersetzt »das Wichtigste«, »das Erste«. Tatsächlich ist ohne Proteine kein Leben möglich. Vom ersten bis zum letzten Atemzug benötigt der Körper für Wachstum, Erneuerung, Zell- und Gewebereparatur den Baustoff Eiweiß. Eiweiß ist der Faktor, aus dem unsere Gesundheit und Vitalität gemacht sind. Wie Kohlenhydrate setzen sich Eiweiße aus Kohlenstoff, Wasserstoff und Sauerstoff zusammen. Darüber hinaus enthalten sie aber die für den menschlichen Organismus so wichtigen Spurenelemente Stickstoff, Schwefel und Phosphor.

Proteine gehören zu den Grundbausteinen der rund 100 Billionen Körperzellen, denen sie nicht nur ihre Struktur verleihen. Proteine sind vielmehr wie molekulare Maschinen, die Stoffe transportieren, chemische Reaktionen in Gang setzen und Signalstoffe erkennen.

Aminosäuren – die Bausteine des Lebens

Die Proteine setzen sich aus insgesamt 21 Aminosäuren zusammen. Davon sind acht essenziell, also lebenswichtig. Sie müssen über tierische und pflanzliche Proteine dem Körper täglich mit der Nahrung zugeführt werden. Die Aminosäuren, die aus diesen Proteinen

Eier werden vom Körper gut verwertet.

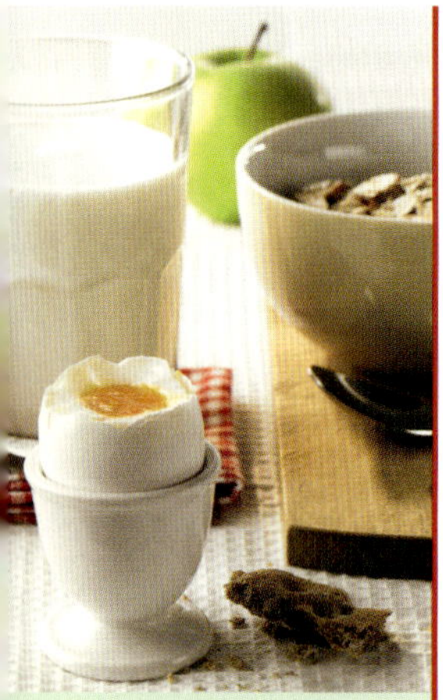

Ein Protein ist umso wertvoller, je besser unser Körper aus seinen einzelnen Bestandteilen, den Aminosäuren, körpereigene Zellen aufbauen kann.

gewonnen werden, werden dann zu menschlichem Eiweiß aufgebaut. Dabei ist weniger die Menge des Eiweißes von Bedeutung, sondern die Qualität der Aminosäuren, die durch die Menge und Verteilung der essenziellen Aminosäuren bestimmt wird.

Die biologische Wertigkeit

So ist der Körper für den Umbau von Nahrungseiweiß in Körpereiweiß genau auf diese acht essenziellen Aminosäuren angewiesen. Bekommt er sie mit der Nahrung zugeführt, so spricht man von einer sogenannten hohen biologischen Wertigkeit. Fehlt ihm aber nur eine Aminosäure, kann der Organismus kein körpereigenes Eiweiß herstellen bzw. nur so viel, wie die am wenigsten enthaltene Aminosäure ermöglicht.

Wie ein Gartenzaun

Es verhält sich wie mit einem Gartenzaun, der aus unterschiedlich hohen Latten besteht: Der Zaun kann letztendlich nur so hoch werden, wie es die kleinste zur Verfügung stehende Latte ermöglicht. Das bedeutet konkret: Fehlt eine Aminosäure oder ist sie nur unvollständig vorhanden, dann kann die Zelle nicht so versorgt und repariert werden, wie es für ihre optimale Vitalität nötig wäre. Deswegen ist es wichtig, dass wir dem Körper gezielt ganz bestimmte Eiweiße zuführen. So ist beispielsweise eine bestimmte Kombination von pflanzlichem und tierischem Eiweiß gut für die Zellversorgung. Da sich der Laie damit meistens jedoch nicht auskennt, passiert es nicht selten, dass die »falschen« Eiweißgruppen miteinander verbunden werden. Nicht verwertbare Eiweiße landen in unserem Körper bildhaft gesagt auf dem Mülldepot, vorzugsweise im Bindegewebe, und müssen als überschüssige Säuren entsorgt werden. So kommt es zur Verschlackung und Übersäuerung des Körpers.

Eiweiß gezielt aufnehmen

Eine Verschlackung und Übersäuerung des Körpers kann beim Metabolic-Balance®-Ernährungsprogramm nicht passieren. Denn hier wird erstens von vornherein auf eine hochwertige Eiweißversorgung geachtet. Die Devise bei allen Metabolic-Balance®-Ernährungsplänen lautet zweitens: Pro Mahlzeit nur eine hochwertige Eiweißart – und pro Tag darf jede Eiweißart nur einmal vorkommen. Befolgt man diese Regeln, dann kann der Erfolg nicht ausbleiben. Dann verliert man nicht nur Pfunde und bekommt keine Heißhungerattacken, sondern ernährt sich nebenbei so gesund, dass der Körper entsäuert und damit auch der Stoffwechsel wieder in seine natürliche Balance zurückfindet.

Fette – auf die Art kommt es an

Die gute Nachricht gleich vorweg: Fett ist viel besser als sein Ruf. Denn – hätten Sie es gewusst? – auch Fett beeinflusst den Blutzuckerspiegel nicht! Fette und Öle sind ähnlich wichtig für den Stoffwechsel wie Proteine. Allerdings haben Fette ein großes Manko: Sie haben viele Kalorien. Mit 9,1 Kilokalorien weist Fett pro Gramm doppelt so viel Energie auf wie Eiweiß oder Kohlenhydrate. Allgemein werden pflanzliche Fette (beispielsweise Nüsse, Avocados, Sonnenblumen, Oliven, pflanzliche Öle) von tierischen Fetten (Milch, Käse, Butter, Fleisch) unterschieden. Entgegen der gängigen Meinung, dass »Fett fett macht« weiß man heute, dass die Übeltäter von Übergewicht die Kohlenhydrate sind. Denn erst ein Zuviel an Kohlenhydraten führt dazu, dass der Körper die überschüssige Stärke in Fett umwandelt und in Fettdepots anlegt. Fette, auch als Lipide bezeichnet, bestehen immer aus mehreren Fettsäuren und einem Glyzerin-Molekül, Triglyzeride z.B. aus drei Fettsäuren und einem Glyzerin.

Die richtigen Fette machen nicht fett, sondern gesund. Auf die Aufnahme der Fettsäuren Linolsäure und Alpha-Linolensäure mit der Nahrung (z. B. Olivenöl, Rapsöl, Hering, Lachs und Makrele), sind wir sogar angewiesen, um unseren Stoffwechsel im Gleichgewicht zu halten.

Aufgaben der Fette

Fette erfüllen – wie auch Proteine – wichtige Aufgaben im Organismus. So sind sie unter anderem:

- an der Bildung der Zellmembranen beteiligt
- an der Bildung von Hormonen, speziell der Geschlechtshormone Östrogen und Testosteron, beteiligt
- an der Bildung von Gallensalzen beteiligt
- alleinige Lieferanten essenzieller Fettsäuren wie Linolsäure und Linolensäure
- Träger der fettlöslichen Vitamine E, D, K, A
- Bestandteil von Gewebe- und Nervensystem
- Geschmacks- und Aromaträger, denn ohne ein Quäntchen Fett schmeckt jedes Essen fad.

In den ersten zwei Phasen des Stoffwechselprogramms Metabolic Balance® wird kein Essen mit zusätzlichem Fett (Öl, Butter, Margarine) versehen. Man nimmt nur das natürlicherweise in Lebensmitteln vorkommende Fett auf (Avocado, Lachs usw.)

Von guten und schlechten Fetten

Gute und schlechte Fette sind mittlerweile in aller Munde. Spricht man von schlechten Fetten, dann meint man hauptsächlich: Frittiertes, Fastfood, Fertignahrung sowie versteckte Fette in Fleisch und Wurstwaren. Diesen Fetten gemeinsam ist eine chemische Struktur, die keine Doppelbindung zwischen den Kohlenstoff-Wasserstoffatomen aufweist. Das bedeutet, dass sich keine anderen Atome anlagern können. Dadurch sind diese Fette »gesättigt« und bei Raumtemperatur fest. Auf unseren Körper übertragen bedeutet das: Werden diese Fette in die Zellmembranen und Blutgefäße eingebaut, werden sie starr, unbeweglich und weniger durchlässig für wichtige Stoffe. Dies führt auf Dauer zu Arteriosklerose, Schlaganfall und Herzinfarkt. Der Metabolic-Balance®-Ernährungsplan ist darauf ausgerichtet, diese gesättigten Fette stark zu reduzieren. Grundsätzlich sollten gesättigte Fette ein Drittel der täglichen Gesamtfettzufuhr nicht überschreiten.

Demgegenüber gibt es die guten, »ungesättigten« Fette, wie sie in kalt gepressten Ölen oder in bestimmten Fischarten mit hohem Linolsäure- und Linolensäureanteil enthalten sind. Im Unterschied zu den gesättigten Fetten weisen diese mindestens eine Doppelbindung auf, die sie flexibel und beweglich machen. Sie sind nicht fest wie die gesättigten Fette, sondern flüssig. Die Zell- und Gefäßwände werden deshalb auch nicht starr, sondern bleiben elastisch, durchlässig, und sie verkalken nicht. Ungesättigte Fettsäuren spielen darüber hinaus auch bei einer Diät und Gewichtsreduktion eine wichtige Rolle. Anders als Kohlenhydrate stabilisieren sie sogar den Blutzuckerspiegel. Der Heißhunger auf Süßes nimmt ab. Ungesättigte Fettsäuren versorgen den Körper zudem mit viel Energie. Und: Es werden verstärkt sogenannte »Katecholamine« produziert, Substanzen, die den Appetit auf Fetthaltiges senken.

Kohlenhydrate – kritisch betrachtet

Kohlenhydrate sind die Nährstoffe, die den wichtigsten Einfluss auf den Blutzuckerspiegel haben. Kohlenhydrate werden von Pflanzen produziert. Durch eine chemische Reaktion aus dem Kohlendioxid der Luft, dem Wasser aus dem Boden und der Sonnenenergie (UV-Strahlung) sowie des Blattgrüns (Chlorophyll) entsteht Glukose, ein Einfachzucker. Diesen Vorgang nennt man Fotosynthese (siehe Seite 30). In den Pflanzen wird der Einfachzucker immer wieder aneinandergehängt – bis zu mehreren tausend Mal. Auf diese Weise entstehen Stärke, Faserstoffe, Zellulose und langkettige Kohlenhydrate. Die Aufgabe unserer Verdauung besteht darin, die langkettigen Kohlenhydrate wieder in Einfachzucker abzubauen. Denn nur in dieser Form können sie als kurzkettige Kohlenhydrate über die Darmwand ins Blut gelangen.

Langkettige Kohlenhydrate, wie sie in Roggenbrot oder Haferflocken vorkommen, sind gute Kohlenhydrat-Lieferanten im Sinne von Metabolic Balance®. Sie sorgen für eine lang anhaltende Sättigung.

Einteilung der Kohlenhydrate

Einfachzucker (Monosaccharide, 1 Baustein)	Zweifachzucker (Disaccharide, 2 Bausteine)	Vielfachzucker (Polysaccharide, lange Ketten)
Glukose (Honig)	**Saccharose** (Haushaltszucker)	**Glykogen** (Speicherform der Glukose im Körper)
Fruktose (Obst)	**Laktose** (Milch)	**Amylose** (Stärke in Getreide und Kartoffeln)
Galaktose (Milch)	**Maltose** (Mais/Bier)	**Amylopektin** (Stärke in Reis und Hülsenfrüchten)
		Polysaccharide wie Zellulose, Hemizellulose sowie **Pektin** (Äpfel) werden vom Körper nicht aufgenommen, d. h. sie liefern keine Energie und sind somit Ballaststoffe.

Ein Mensch mit einem Gewicht von 70 Kilogramm hat eine Glykogen-Reserve von etwa 350 bis 400 Gramm. Diese wird zu einem Viertel in der Leber und zu drei Viertel in der Muskulatur gespeichert.

Die Kohlenhydrate sind die wichtigste Energiequelle für den Körper. 1 Gramm Kohlenhydrate liefert 4,2 kcal Energie und verbraucht nur 0,9 Liter Sauerstoff zur Verbrennung. Fast alle Körperzellen nutzen die Glukose als Energielieferanten. Die Gehirnzellen und die roten Blutkörperchen sind ausschließlich auf Kohlenhydrate angewiesen. Bei einem Zuviel an Kohlenhydraten wird der Überschuss in Fett umgewandelt und im Körper gespeichert. Kohlenhydrate haben darüber hinaus die Fähigkeit, dass sie im Körper in Form von Glykogen gespeichert und bei Bedarf abgerufen werden können.

Ihre Wirkung auf unseren Blutzuckerspiegel

Zu den kohlenhydrathaltigen Lebensmitteln gehören alle Getreidearten und getreidehaltigen Produkte wie Roggen, Hafer, Weizen, Reis, Bulgur, Couscous, Brot, Back- und Teigwaren sowie Obst, Gemüse und

Hülsenfrüchte. Und natürlich Lebensmittel, die viel Zucker enthalten wie Süßigkeiten, Kuchen, Eis, Alkohol und süße Limonaden.

Glykämische Last

Bereits seit Ende der 1970er Jahre ist bekannt, dass unterschiedliche Nahrungsmittel mit gleicher Kohlenhydratmenge zu unterschiedlich schnellem und hohem Blutzuckeranstieg führen. Damals bewertete Dr. David Jenkins von der Universität in Toronto (Kanada) Lebensmittel nach dem glykämischen Index. Er gab Brot, Obst, Gemüse, Schokolade & Co. Werte von 1 bis 100. Für einen gesunden Lebensstil und zum Abnehmen geeignet, empfahl Dr. Jenkins Nahrungsmittel mit einem Wert unter 50. So haben kohlenhydrathaltige Lebensmittel, die zu einem schnellen Blutzuckeranstieg führen (siehe Abbildung unten), eine hohe glykämische Last. Lebensmittel, die den Blutzu-

Kohlenhydrate mit niedriger glykämischer Last werden bei Metabolic Balance® bevorzugt, denn sie bewirken einen langsamen Blutzuckeranstieg und eine Sättigung von etwa fünf Stunden. Wer länger satt ist, isst insgesamt weniger.

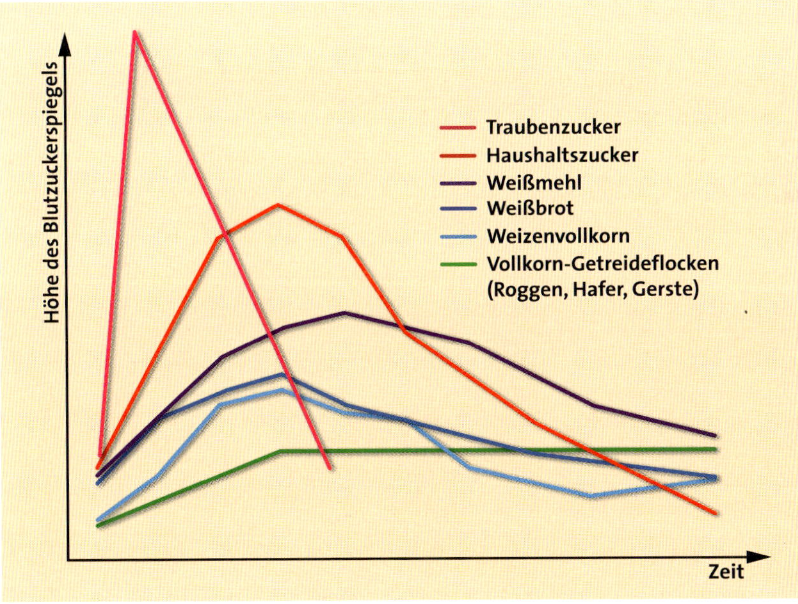

Traubenzucker erscheint nach dem Verzehr sofort im Blut. Roggen, Hafer und Gerste bewirken dagegen einen langsamen Anstieg des Blutzuckerspiegels.

Für lang anhaltende Sättigung sorgen Gemüse und Vollkornprodukte. Nach dem Verzehr von Schokolade, Keksen und Bananen stellt sich dagegen schnell wieder Hunger ein.

ckerspiegel langsam ansteigen lassen, haben eine niedrige glykämische Last. Lebensmittel mit einer hohen glykämischen Last fordern die Bauchspeicheldrüse regelrecht heraus. Der Insulinspiegel steigt genauso schnell im Blut an, wie es erforderlich ist, um allen Zuckermolekülen den Eintritt in die Zellen zu ermöglichen. Entsprechend stark fällt die Blutzuckerkurve wieder ab, doch das Insulin nimmt, seiner Natur entsprechend, normal wieder ab. Dadurch klaffen die beiden absteigenden Kurven stark auseinander, es kommt zu einem Unterzucker und zu erneutem Heißhunger auf Süßes. Die Sättigungsphase ist also entsprechend kurz, man bekommt schneller wieder Hunger, isst mehr und nimmt entsprechend an Gewicht zu. Ganz anders verlaufen die Kurven dagegen bei Lebensmitteln mit einer niedrigen glykämischen Last. Diese bewirken einen eher langsamen Insulinanstieg und führen dadurch zu einer viel längeren Sättigungsphase (siehe unten).

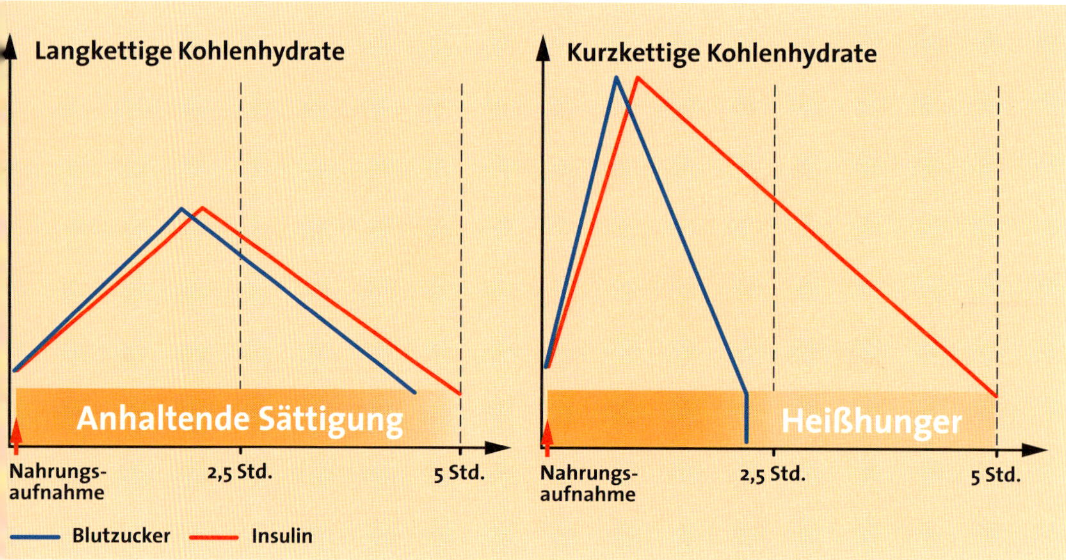

Fazit für Diabetiker

Es versteht sich von selbst, dass Diabetiker vor allem auf Lebensmittel zurückgreifen sollten, die den Blutzuckerspiegel langsam ansteigen lassen. Hierzu gehören unter anderem Obst, Gemüse, Salat, Hülsenfrüchte und ballaststoffhaltige Produkte. Hingegen sind die Lebensmittel zu meiden, die den Blutzuckerspiegel schnell ansteigen lassen. Dazu zählen: Süßigkeiten, Torten und Kuchen, zuckerreiche Lebensmittel, Weißbrot, geschälter Reis, Fruchtsäfte (Fruchtzucker) und Kompott. Die Ernährungsempfehlungen lassen sich auch gut anhand der sogenannten LOGI-Pyramide veranschaulichen.

Verzichten Sie bewusst auf Süßigkeiten sowie auf Kuchen, Gebäckstücke und Brot aus weißem Mehl, haben Sie schon einen Grundgedanken von Metabolic Balance® richtig in die Tat umgesetzt.

LOGI-Pyramide

Die Ernährungsempfehlung von Prof. David Ludwig von der Harvard Universität in den USA basiert auf der glykämischen Last und führt zu niedrigen Insulinspiegeln. Sie wurde Ende 2003 von dem Ernährungswissenschaftler Dr. Nicolai Worm nach Deutschland gebracht und zur LOGI-Methode modifiziert. LOGI steht für »Low Glycemic and Insulinemic«, also für eine Ernährungsform, die zu niedrigen Blutzucker- und Insulinspiegeln führt. Die Basis der vierstufigen Ernährungspyramide bilden frisches Obst, Gemüse und Salate mit niedriger glykämischer Last, dazu gesunde Öle mit einem hohen Anteil an Omega-3-Fettsäuren wie Rapsöl, Walnussöl oder Leinöl. Auf der zweiten Stufe der Pyramide stehen Eiweißlieferanten wie Milchprodukte, mageres Fleisch und Fisch, Eier, Nüsse und Hülsenfrüchte. Die dritte Stufe zeigt Vollkornprodukte, Getreide und Kartoffeln, die nicht komplett vom Speiseplan verbannt werden sollen, aber aufgrund ihrer erhöhten glykämischen Last deutlich reduziert werden. Auf der vierten Stufe schließlich befinden sich die »Dont's« der Ernährung wie Produkte aus weißem Mehl und Süßigkeiten, von denen man wirklich nur selten mal naschen sollte.

Die LOGI-Pyramide veranschaulicht, was wir oft, häufig, wenig und selten essen sollen, um den Blutzuckerspiegel so gering wie möglich zu belasten.

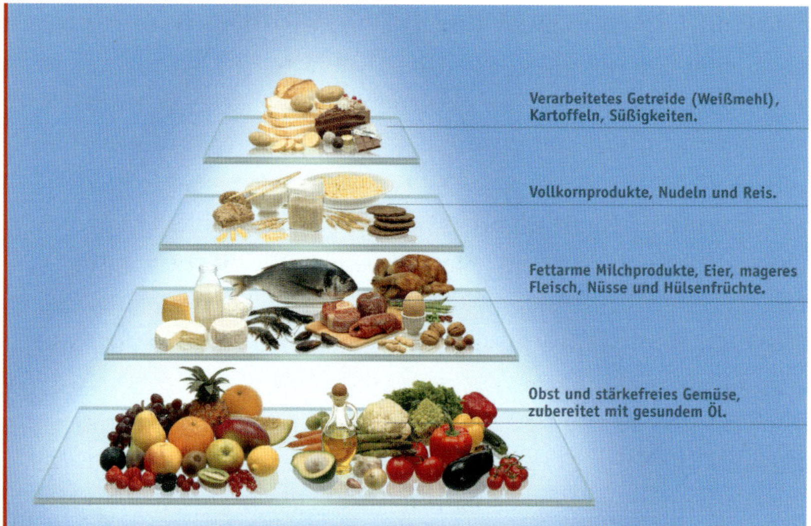

Prof. Dr. David S. Ludwig (Quelle: Harvard University) nach Dr. Worm

Entscheiden Sie selbst, aus diesem ewigen Kreislauf auszusteigen. Eine diabetesgerechte Ernährungsweise wie nach den Grundsätzen der Metabolic-Balance®-Ernährungsregeln macht es möglich.

Diabetes-Kreislauf: ständig rauf und runter

Wer ständig Lebensmittel mit hoher glykämischer Last zu sich nimmt, überflutet den Körper zunächst mit Zucker – und fällt anschließend in den Unterzucker. So zum Beispiel nach einem stärkehaltigen Frühstück mit Marmeladen- oder Honigbrot. Der Betreffende befindet sich zunächst im sogenannten Überzucker, der Hyperglykämie. Aber schon zwei Stunden später wird er nervös, müde oder unkonzentriert. Jetzt herrscht Unterzucker (Hypoglykämie) vor. Unterzucker stimuliert über das Hormonsystem die Bildung von Glukagon, dem Gegenspieler des Insulins und über das autonome Nervensystem die Nebennierenrinde, um Adrenalin auszuschütten. Das Stresshormon Adrenalin kann die Leber dazu veranlassen, das Glykogen, die Speicherform des Zuckers, wieder in Glukose umzuwandeln und dem Körper zur Verfügung zu stellen. Die Symptome des Unterzuckers wie Herzklopfen, Schwitzen und Zittern der Hände werden durch den erhöhten Adrenalinspiegel hervorgerufen. Die meisten Menschen führen dem Körper dann zusätzlich noch schnell verfügbare Kohlenhydrate zu wie Traubenzucker, Apfelsaft, Cola oder einen Müsliriegel. So setzt sich das oft den ganzen Tag weiter fort. Das Ende vom Lied: Die Zellen können nie so viel Zucker aufnehmen, wie ihnen angeboten wird. Sie machen deshalb dicht, der Zucker bleibt außen vor – nämlich im Blut. Doch da gehört er nicht hin. Also baut der Körper den Zucker in Fett um, das sich dann an Bauch, Hüften und Oberschenkeln gut sichtbar anlagert. Gleichzeitig wird immer mehr Insulin produziert, um den Zucker doch noch in die Zellen zu bekommen und aus dem nicht benötigten Zucker Fett aufzubauen. Auch wenn die Zuckeruntersuchung beim Arzt noch negativ ausfällt, hat der Körper bereits viel zu viel Insulin, man spricht vom Diabetes im Frühstadium, dem Prä-Diabetes. Und irgendwann lautet die Diagnose unweigerlich: Diabetes.

Zu einer Stoffwechselregulierung gehört auch, richtig zu trinken. Nehmen Sie nur Wasser zu sich, um Ihren Körper mit der notwendigen Flüssigkeit zu versorgen. Meiden Sie gesüßte Getränke wie Cola und Limonaden.

Folgen eines normalisierten Insulinspiegels

Das Ziel einer Ernährung nach Metabolic Balance© sind lange Sättigungsphasen zwischen den Mahlzeiten, um den Insulinspiegel zu normalisieren und dadurch den gesamten Stoffwechsel des Körpers gesund werden zu lassen. Dadurch verändern sich auch die Blutparameter, der Schlaf wird besser. DHEA, Melatonin und HGH sind die wichtigsten Anti-Aging-Hormone.

Adrenalin, Kortison, Cholesterin, Triglyzeride ↓

Fettabbau, DHEA, Melatonin, HGH ↑

Korrekte Selbstregulierung (= Gesundheit)
Physisches und psychisches Wohlbefinden steigern

Warum Insulin dick macht

Nur in den Phasen, in denen kein Insulin in der Blutbahn ist, kann Fett verbrannt werden. Ansonsten bleibt das Fettgewebe wie durch Korken verschlossen.

Kohlenhydrate machen »süchtig« – und zwar die Bauchspeicheldrüse. Es ist ihre Aufgabe, nach jeder Mahlzeit Insulin auszuschütten. Je nachdem, welche Kohlenhydrate man gegessen hat, wird mehr oder weniger Insulin ausgeschüttet. Dabei hat das Insulin eine Verweildauer von ungefähr vier Stunden im Blut. Ein wichtiger Grund also, um von der bisherigen Formel der fünf bis sechs kleinen Mahlzeiten pro Tag weg zu kommen. Wer nämlich ständig etwas isst, lockt auch ständig das Insulin aus der Bauchspeicheldrüse. Und das macht dick und krank. Deswegen gibt es bei Metabolic Balance® nur drei Mahlzeiten pro Tag, zwischen denen jeweils eine Spanne von fünf Stunden liegen sollte. In der Deutschen Ärztezeitung plädierte jüngst auch

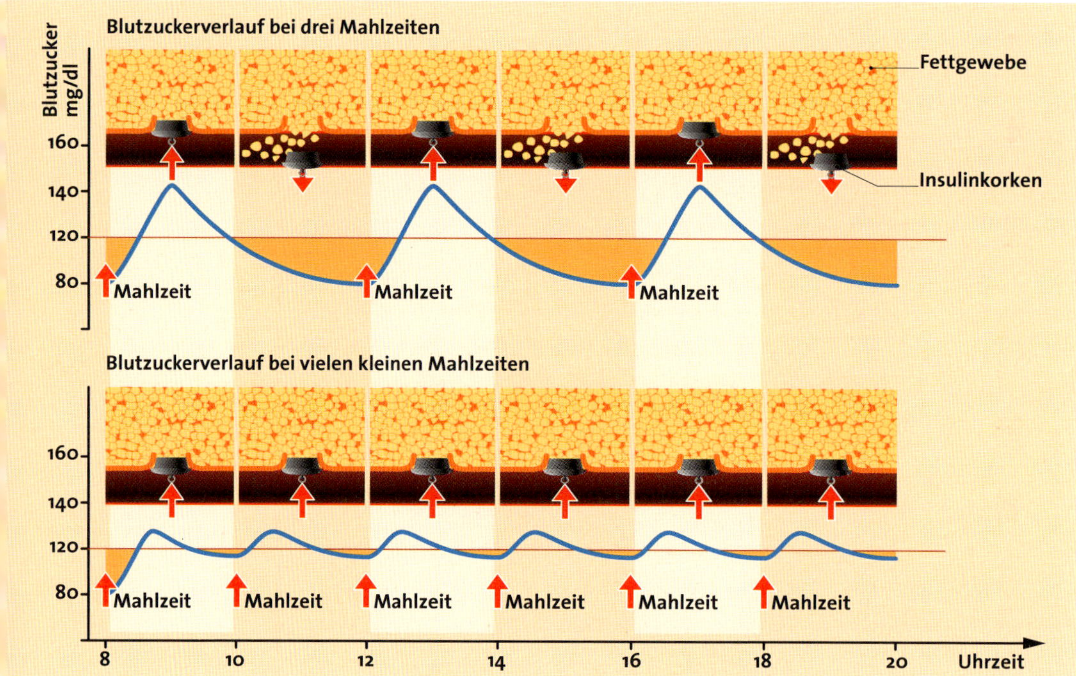

Quelle: Deutscher Ärzteverlag 2001, Gesundheit.

der Ernährungsmediziner Professor Hans Hauner für lediglich drei Mahlzeiten pro Tag. Verschiedene Studien hätten gezeigt, dass bei täglich vier bis fünf Mahlzeiten mehr Hungergefühle aufkämen und dass mehr Kalorien gegessen würden.

Die Deutschen essen zu viel

»Die Deutschen essen zu viel, zu fett und zu süß«, heißt es auch 2008 in dem großen Ernährungsbericht, den die Deutsche Gesellschaft für Ernährung (DGE) alle vier Jahre vorlegt: Der Stoffwechsel des Menschen habe sich im Laufe der Evolution gut darauf eingestellt, Hunger zu überstehen und selbst aus dem geringen Nahrungsangebot noch Reserven zu bilden. Auf dauerhaften Überfluss dagegen sei er genetisch nicht ausgerichtet. Und so seien die Folgen falscher Ernährung fatal: Immer mehr Deutsche brächten immer mehr Pfunde auf die Waage. Bei den über 35-jährigen Männern sei schon mehr als die Hälfte übergewichtig. Die Frauen hingegen blieben länger schlank. Erst ab einem Alter von 55 Jahren überschreite der Anteil der weiblichen Übergewichtigen die 50-Prozent-Marke. Mit dem Gewicht aber steige das Risiko für ernährungsbedingte Krankheiten wie Diabetes und Krebs. Dabei zeigten sich Gewichtsprobleme zunehmend schon in den ersten Lebensjahren. Meist werde diese sogar schon im Mutterleib festgelegt. Sei die Mutter übergewichtig und entwickele einen Schwangerschaftsdiabetes, präge der veränderte Insulinhaushalt der Mutter den Stoffwechsel des ungeborenen Kindes. Dadurch erhöhe sich das Risiko für das Kind, im Laufe des späteren Lebens zu dick zu werden. Der einzige Lichtblick des Ernährungsberichts 2008 lautet: Die Deutschen essen mittlerweile auch mehr Obst und Gemüse. So sei der Konsum von Äpfeln, Tomaten und Möhren deutlich angestiegen. Und genau diese in Obst und Gemüse enthaltenen »guten Kohlenhydrate« sind es, die Diabetikern guttun.

Ein englisches Sprichwort besagt nicht zu Unrecht, dass ein Apfel am Tag den Arzt erspart (An apple a day, keeps the doctor away). So empfiehlt auch Metabolic Balance®, täglich einen Apfel zu essen.

Vitamine

Die Vitamine A, C und E sowie einige sogenannte sekundäre Pflanzenstoffe sind in der Lage, freie Radikale zu neutralisieren. Dadurch tragen sie unter anderem zur Prophylaxe der typischen diabetischen Folgeschäden wie Durchblutungsstörungen der Herzkranzgefäße, der Beine und der Augen bei. Ballaststoffe, wie sie als Pektin in Äpfeln vorkommen, fördern eine gute Verdauung. Übrigens, bei der Metabolic-Balance®-Stoffwechselumstellung gehört ein Apfel pro Tag quasi zum Pflichtprogramm!

Vitamin A hält Haut und Schleimhäute gesund. Dabei sorgt es nicht nur für weiche Haut, sondern hemmt auch Entzündungen und heilt Verletzungen. Vitamin A gilt auch als wichtiges Augenschutzvitamin. In der Natur kommt es in zwei Formen vor: Einmal direkt als Vitamin A in Fleisch, Fisch, Milch, Käse oder Eigelb. Zum anderen als Provitamin, als Carotin, das an einen gelben bis gelbroten Farbstoff gebunden ist. Diesen findet man nicht nur in Möhren, sondern auch in grünen bis rot-orangefarbenen Salaten, Gemüsearten und Früchten.

Vitamine stecken nicht nur in Obst und Gemüse. Vor allem für die Versorgung mit Vitaminen der B-Gruppe sind Fleisch, Geflügel, Fisch und Eier eine gute Quelle.

Vitamin C ist als wichtigster Gesundheitsfaktor heute unbestritten. Es stärkt die Immunabwehr und kann den Cholesterinspiegel sowie den Anteil der Fettsäuren senken. Vitamin C kommt in fast allen Obst- und Gemüsearten vor. Besonders reichhaltig ist es in Hagebutten, Sanddorn, Schwarzen Johannisbeeren, Grünkohl und Paprikaschoten enthalten.

Vitamin E gilt vor allem als Zellschutz- und Zellverjüngungsvitamin und wirkt daher als »Schutzpolizei«. Denn Vitamin E bekämpft freie Radikale und Fettsäuren. Es schützt die anderen fettlöslichen Vitamine A, D und K vor der Oxidation, der Zerstörung durch Sauerstoff. Dadurch hilft es überall im Körper bei der Zellatmung mit. Vitamin E ist besonders reich enthalten in Pflanzenölen, vor allem in Weizenkeim- und Sonnenblumenöl. Ebenso in Olivenöl, in Fenchel, Grünkohl, grünen Bohnen, Schwarzwurzeln, Sonnenblumenkernen, Mandeln, Roggenbrot, Kopfsalat, Haferflocken, Lachs und Garnelen.

Sekundäre Pflanzenstoffe

Sekundäre Pflanzenstoffe sind Stoffe, die die Pflanze produziert, um sich zu schützen, so beispielsweise vor Schädlingen oder UV-Strahlung. Seit Beginn der 1990er-Jahre weiß man, dass diese Stoffe auch den Menschen schützen. Zu den besonders wichtigen sekundären Pflanzenstoffen bei der Diabetesernährung zählen die Carotinoide, Phytosterine, Polyphenole und Flavonoide sowie Saponine.

Carotinoide, dessen bekanntester Vertreter das Betacarotin ist, stärken das Immunsystem, schützen vor Herzinfarkt, verringern die Aufnahme von Nahrungscholesterin und tragen damit zu einem niedrigen Cholesterinspiegel bei. Gute Quellen sind alle roten und gelben Gemüsearten wie Möhren, Tomaten und Paprikaschoten.

Phytosterine kommen in Sonnenblumenkernen, Sesamsamen und Sojabohnen vor. Von ihrer chemischen Zusammensetzung ähneln sie dem Cholesterin, mit dem sie um die Aufnahme in den Körper konkurrieren. So erklärt sich ihre cholesterinsenkende Wirkung.

Polyphenole und **Flavonoide** kommen in fast allen Pflanzen vor. So beispielsweise als Gerbsäuren in schwarzem Tee, Trauben und Rotwein oder als Farbstoffe in Kirschen, Aprikosen und Beerenfrüchten. Sie wirken vorbeugend gegen Herzinfarkt und schützen vor Krebs. Außerdem wird ihnen eine antioxidative, entzündungshemmende und immunstärkende Wirkung nachgesagt.

Saponine sind Bitterstoffe, die besonders reich in Sojabohnen, Erbsen, Bohnen und Spinat vorkommen. Sie senken den Cholesterinspiegel und stärken die Abwehrkraft.

Auch Kräuter und Gewürze sind Lieferanten von sekundären Pflanzenstoffen. Deshalb empfiehlt Metabolic Balance®, die Speisen mit reichlich Kräutern und Gewürzen zu verfeinern.

Ballaststoffe

In Gemüse, Obst, Hülsenfrüchten und Vollkornprodukten sind wasserlösliche und wasserunlösliche Ballaststoffe enthalten. Die unlöslichen Ballaststoffe bringen den Darm auf Trab und sorgen für ein lang anhaltendes Sättigungsgefühl. Die löslichen Ballaststoffe – wie beispielsweise das Pektin aus Früchten – fangen Cholesterin im Darm ab und tragen so dazu bei, das Arteriosklerose- und Herzinfarktrisiko zu senken. Außerdem senken sie die glykämische Last. Sie sorgen dafür, dass Zuckermoleküle nur langsam ins Blut gelangen und wenig Insulin ausgeschüttet werden muss. Deswegen sind Ballaststoffe auch »Schlanknahrung«.

Jeweils 1 Scheibe Vollkornbrot (30 Gramm), 1 Esslöffel Haferflocken (15 Gramm), 1 mittelgroße Kartoffel (65 Gramm), 1 Apfel (90 Gramm) und 1 Orange (15 Gramm) entsprechen 1 BE (Broteinheit).

Broteinheiten

In der konventionellen Diabetes-Ernährungstherapie spielen vor allem Broteinheiten (= BE) eine wichtige Rolle. Dabei entspricht eine BE 10 bis 12 Gramm Kohlenhydraten. Alle Ernährungspläne beruhen auf der Berechnung von Broteinheiten. Denn diese müssen mit der Insulingabe genau abgestimmt werden. Kohlenhydrate führen zu einem Anstieg des Blutzuckerspiegels, während Insulin ihn senkt. Im Gegensatz zu den Kohlenhydraten haben Fette und Eiweiße kaum einen Einfluss auf den Blutzuckerspiegel. Diabetiker können bei ihrer Ernährung auf Umrechnungstabellen zurückgreifen, in denen angegeben wird, wie viele Broteinheiten in verschiedenen Lebensmitteln enthalten sind.

Bei einer Ernährung nach den Metabolic-Balance®-Grundregeln (siehe Seite 111) ist eine Berechnung der Broteinheiten nicht notwendig, da die Lebensmittelauswahl darauf ausgelegt ist, den Blutzuckerspiegel grundsätzlich niedrig zu halten.

Übergewicht im Visier

Wer verstehen will, was Diabetes ist, sollte auch über die Zusammenhänge im Körper informiert sein. Welche Organe sind besonders wichtig für den Verdauungsprozess und welche Auswirkungen – bis hin zu Krankheiten – kann ein aus den natürlichen Bahnen geratener Stoffwechsel zeigen?

Der Bauchspeicheldrüse kommt eine zentrale Rolle im Stoffwechsel zu. Sie regelt nicht nur den Blutzuckerspiegel, sondern stellt auch wichtige Enzyme für die Verdauung her: Amylase, um langkettige Kohlenhydrate aufzuspalten, Trypsin, um Eiweiße abzubauen und Lipase für die Fettverdauung.

Die Bauchspeicheldrüse

Die Bauchspeicheldrüse ist für die Ausschüttung des Insulins verantwortlich, und Insulin wird immer dann ausgeschüttet, wenn man etwas gegessen hat. Die Bauchspeicheldrüse, auch Pankreas genannt, ist 15 bis 20 Zentimeter lang und wiegt rund 70 bis 80 Gramm. Die lebenswichtige Bauchspeicheldrüse hat zwei wichtige Aufgaben.

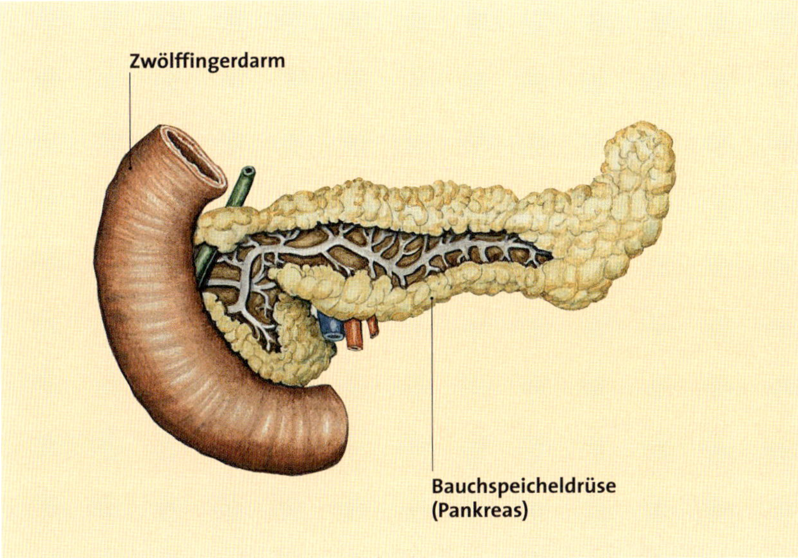

Insulin und Glukagon werden in Drüsenzellen gebildet, die sich wie Inseln in der Bauchspeicheldrüse verteilen. Diese Inseln tragen den Namen ihres Entdeckers Langerhans.

Bildung von Verdauungsenzymen

Als exokrine Drüse (exokrin = nach außen abgebend) bildet die Bauchspeicheldrüse Verdauungsenzyme und gibt sie über einen oder zwei Ausführungsgänge nach außen in den Zwölffingerdarm ab. Diese Verdauungsenzyme spalten Eiweiße, Kohlenhydrate und Fette und zerkleinern sie so in ihre kleinsten Teile, sodass sie vom Darm aufgenommen werden können.

Die Bauchspeicheldrüse produziert pro Tag etwa 1 Liter Verdauungssaft, den sie in den Darm abgibt sowie die Hormone Insulin und Glukagon, die sie ins Blut abgibt.

Bildung von Hormonen

Die zweite große Aufgabe der Bauchspeicheldrüse besteht darin, Hormone zu bilden, die direkt an das Blut abgeführt werden. Damit ist das Organ auch eine endokrine Drüse (= nach innen abgebend). Dieser endokrine Teil sind die Langerhans-Inseln, die vor allem für die Regulation des Blutzuckerspiegels sowie von Verdauungsprozessen verantwortlich sind. Ihren Namen haben sie von dem Pathologen Langerhans, der diese Hormon produzierenden Inselzellen bereits 1869 entdeckte. Das den Blutzucker senkende Insulin wird in den Beta-Zellen der Langerhans-Inseln gebildet. In den Alpha-Zellen der Langerhans-Inseln wird das Glukagon gebildet, von dem bereits auf Seite 18 vorne im Buch ausführlich die Rede war. Insulin und Glukagon sind Antagonisten (= Gegenspieler). Während Insulin den Blutzuckerspiegel senkt, wirkt Glukagon blutzuckersteigernd. Aber auch bei Blutzuckerabfall nach einer proteinreichen Mahlzeit kommt Glukagon ins Spiel. Bei einem Blutzuckerabfall bedient sich der Körper normalerweise des Zuckers, der im Blut frei vorkommt. Reicht die Menge aber nicht aus, dann müssen Zuckerreserven aus der Muskulatur und der Leber mobilisiert werden. Dieser Vorgang wird als Glykogenolyse bezeichnet. So hängt die Zuckerverwertung des Körpers immer auch entscheidend von dem Zusammenspiel der beiden Hormone Insulin und Glukagon ab.

Der Regelkreis des Glykogens

Ist zu wenig Zucker im Blut, regt Glukagon den Abbau von Glykogen an.

Ist zu viel Zucker im Blut, fördert Insulin den Aufbau von Glykogen.

Glykogen ⟷ ständiger Austausch ⟷ **Glukose**

Speicherform	Transportform
Leber: (20–150 g) bis zu 10 % des Lebergewichts	Blut: ca. 4 g in 5 l, mit einer Halbwertszeit von ca. 10 Minuten
Muskeln: 150–300 g	Gewebe und Zellzwischenräume: 10–20 g
Der Vorrat reicht für 1 bis 2 Tage.	Der Bestand wird alle 15 bis 20 Tage erneuert.

Das Metabolische Syndrom

Das Metabolische Syndrom ist eine Erscheinung der modernen Zivilisation. Die Folgen können fatal sein.

Das Metabolische Syndrom wird häufig auch als »tödliches Quartett« bezeichnet. Unter dem Motto »Eine Krankheit kommt selten allein« kann man an dieser Stelle auch von der »Viererbande« sprechen. Dazu gehört das gemeinsame Auftreten von

- Übergewicht
- hohem Blutdruck
- erhöhten Blutfettwerten
- Diabetes mellitus.

Jede Krankheit für sich ist schon ein Risikofaktor für schwere Gefäßerkrankungen. Doch in dieser Kombination sind arteriosklerotische Komplikationen geradezu vorprogrammiert. Jeder Diabetiker ist genauso gefährdet, einen Herzinfarkt zu erleiden, wie derjenige, der bereits einen hatte.

Eine ständig zu hohe Insulinausschüttung als Folge einer falschen Ernährungsweise mit zu vielen und falschen Kohlenhydraten ist Ursache für Übergewicht, denn sie fördert den Fettaufbau in den Fettzellen.

Wie Übergewicht entsteht

Wissenschaftler erklären die Entstehung von Übergewicht als einen Prozess, auf den viele Faktoren Einfluss nehmen können. Im Mittelpunkt der Betrachtung stehen die Fettzellen. Eine normale, gesunde Fettzelle reagiert sensitiv auf Insulin, d.h., sie kann Fettsäuren (Triglyzeride) aufnehmen und lagert sie besonders in subkutanen Depots, also unter der Haut, ab. Eine krankhafte Fettzelle zeigt eine Funktionsstörung auf. Sie reagiert resistent auf Insulin und ist dadurch unfähig, Fettsäuren (Triglyzeride) ordnungsgemäß zu speichern; sie lagert diese vermehrt in Organen wie Leber und Bauchspeicheldrüse, aber auch in Muskeln ab. Die Folge: Die Insulinresistenz steigt.

Adipokine – Hormone in den Fettzellen

Bei Erkrankungen, die mit Übergewicht und Diabetes in Verbindung gebracht werden, spielen die Hormone in den Fettzellen, die sogenannten Adipokine, eine wichtige Rolle:

Leptin, das Sättigungshormon, wird vermehrt in den sich vergrößernden Fettzellen produziert und signalisiert, dass die Depots gut gefüllt sind und zur Zeit keine neue Nahrung aufgenommen werden muss.

Resistin ist ein Hormon von dem man bisher nur weiß, dass es die Insulinresistenz verstärkt (daher der Name). Es wird ebenfalls vermehrt produziert, wenn die Fettzellgröße zunimmt. Im lockeren Bauchfett ist der Resistinspiegel etwa 4-mal höher als im übrigen Fettgewebe! Dies erklärt auch den engen Zusammenhang zwischen Taillenumfang und Insulinresistenz.

Adiponektin aktiviert in den Zellen den Transporter GLUT-4 (siehe Seite 26), der die Glukose aus dem Blut durch die Zellmembran ins Innere der Zelle transportiert. Wächst die Zelle, wird hiervon weniger produziert, GLUT-4 bleibt inaktiv, reagiert auch nicht mehr auf Insulin, das den Transporter zur Zellmembran lockt; die Zelle wird insulinresistent.

TNF-a hemmt die Produktion von GLUT-4 und wird mit dem Größenwachstum der Fettzelle vermehrt produziert; es stehen dann weniger Transportproteine zur Verfügung, was die Insulinresistenz zusätzlich verstärkt.

Interleukin-6 (IL-6) ist ein Entzündungsmediator, der genau wie TNF-a zu Entzündungen führt und diese unterhält. Diese beiden Werte sind bei allen chronischen Entzündungen und bei Krebskrankheiten erhöht. Dies erklärt auch, warum Übergewichtige häufiger von bösartigen Krankheiten betroffen sind.

Östrogene werden ebenfalls in den vergrößerten Fettzellen vermehrt gebildet, was bei Männern zur Ausbildung einer weiblichen Brust führt, bei Frauen zu vermehrten Krebserkrankungen, für die Östrogene als Risikofaktor gelten, wie Brustkrebs und Unterleibskrebs.

Wird zu wenig Hormon Leptin produziert, etwa bei einer fettarmen Diät, steigt das Hungergefühl, und wir essen im Endeffekt mehr, als wir benötigen.

Angiotensinogen ist ein Gewebshormon, das durch Renin zu Angiotensin-1 und weiter durch das Angiotensin-Converting-Enzym zu Angiotensin-2 umgewandelt wird, was zu starker Gefäßverengung führt und somit zu hohem Blutdruck. Ein wichtiges Mittel gegen hohen Blutdruck sind ACE-Hemmer, die diese Umwandlung blockieren.

PAI-1, der Plasminogenaktivator-Inhibitor, hemmt die Fähigkeit des Körpers, Blutgerinnsel selbstständig wieder auflösen zu können (Fibrinolyse). Ein Grund, warum Übergewichtige häufiger Probleme mit Thrombosen, Embolien und verstärkter Blutgerinnung zu tun haben.

Wichtig: Übergewicht abbauen!

Besonders wichtig für Diabetiker ist es, bestehendes Übergewicht abzubauen, denn wie die Statistik besagt, sind 90 Prozent der Typ-2-Diabetiker übergewichtig.

Das Enzym Lipoproteinlipase

In der Membran der Fettzelle gibt es ein Enzym, die sogenannte Lipoproteinlipase (LPL), das zu Fettaufbau in den Fettzellen führt. LPL spaltet die im Blut gelösten Triglyzeride (= Blutfette) in drei Fettsäuren und ein Glyzerin, damit diese, in ihre kleinsten Einheiten zerlegt, durch die Zellmembran in das Zellinnere gelangen, wo sie dann wieder zu Fetten zusammengesetzt werden. Aktiviert wird dieses Enzym LPL durch Insulin. Auch in der Muskelzellmembran gibt es dieses Enzym, dessen Aktivität jedoch durch Insulin blockiert wird, was zur Folge hat, dass bei hohem Insulinspiegel in den Muskelzellen kein Fett verbrannt wird. Der Fettaufbau wird also gefördert und der Fettabbau zugleich verhindert.

Die Fettzellen produzieren Adipokine, spezielle Eiweißstoffe, die den Energiestoffwechsel und die Empfindlichkeit gegenüber Insulin beeinflussen.

Was war zuerst da?

Führt Diabetes zu Übergewicht oder führt Übergewicht zu Diabetes? Hier müssen wir uns die berühmte Frage stellen: Was war zuerst da, die Henne oder das Ei? Selbst Experten sind sich bei der Beantwortung dieser Frage uneinig. Tatsache ist, dass im Fettgewebe verschiedene Hormone produziert werden, die sich ungünstig auf unseren Gesundheitszustand auswirken. Denn seit rund zwei Jahrzehnten weiß man, dass das Fettgewebe, das früher lediglich als Energiedepot angesehen wurde, ein sehr hormonaktives Gewebe ist. Die dort produzierten Hormone nennt man Adipokine – sie haben einen großen Einfluss auf Hunger und Sättigung, aber auch auf die Insulinresistenz (siehe Kasten auf den Seiten 88/89).

Hören Sie (nicht) auf Ihre Freunde!

Zumindest nicht unbedingt, wenn es um das Gewicht geht, denn meistens handelt es sich dann um »pfundige Freundschaften«! Im Rahmen der Framingham-Studie über den Einfluss des sozialen Netzwerkes auf die Entstehung und Verbreitung von Fettleibigkeit (Adipositas) über einen Zeitraum von über drei Jahrzehnten kam ein überraschendes Ergebnis zutage: Dicke Freunde machen dick! Geschwister, Partner oder unmittelbare Nachbarn üben einen weitaus geringeren Einfluss aus als enge Freunde, wenn es ums Zunehmen geht. Das Risiko, selbst ebenfalls dick zu werden, liegt laut Studie bei einem dicken Freund bei 57 Prozent.

Es sind nicht die Gene schuld

Andere Studien zeigen, dass der Faktor Vererbung kaum eine Rolle bei Übergewicht oder Diabetes spielt. Dicksein ist sozusagen »sozial ansteckend«. Nur gut, dass das andersherum auch der Fall sein könnte! Wer also beim Metabolic-Balance®-Programm mitmacht, hilft so vielleicht seinem engsten Freund, auch gleich ein paar Pfunde zu verlieren! Nicht die oft und gern zitierte Genetik, sondern vielmehr die wahrhaft dicken Freunde beeinflussen also den Zuckerspiegel. Dass dieser Zusammenhang zu guten dicken Freunden noch viel stärker ist als der zur leiblichen Familie, konnte ich auch in meiner Praxis selbst schon des Öfteren beobachten. Wer eine stark übergewichtige Freundin bzw. einen stark übergewichtigen Freund hat, ist selbst meist stark gefährdet, übergewichtig zu werden. Tatsächlich ist der Zusammenhang zwischen Diabetes und guten Freunden deutlicher als der zur eigenen Familie. Das bedeutet: Mit den Genen hat Diabetes Typ 2 dann wirklich gar nichts zu tun. Entwickeln Sie deshalb ein gesundes Selbstvertrauen, auch im Umgang mit Ihren Mitmenschen. Gehen Sie Ihren Weg der Stoffwechselregulierung ganz bewusst.

Sie können lernen, die eigenen geistigen Blockaden aufzulösen und sich einen klaren Weg zu einem bestimmten Ziel – z. B. das Erreichen des Wunschgewichtes – gedanklich zurechtzulegen. Lesen Sie dazu das Buch »Metabolic Balance® – Das Mentalprogramm« (siehe Seite 159).

Insulinspiegel bei übergewichtigen Kindern und Jugendlichen

Parameter	Normalgewicht	Übergewicht	Leichte Fettsucht	Schwere Fettsucht
	N = 22 (< 85 %)	N = 31 (85–97 %)	N = 244	N = 195
BMI	18,4	24,5	33,4	40,6
Glukose (mg/dl)	87,4	86,8	89,6	89
Insulin (µU/ml)	10,3	14,6	31,3	38,6
Insulinresistenz	2,2	3,12	7,05	8,69

439 Kinder + Jugendliche (4–20 Jahre) Ausschluss: Diabetes mellitus, Medikamente gegen Hypertonie, Diabetes oder Lipide. Quelle: R.Weiss, NEJM, June 3, 2004; 350: 2362-74

Seien Sie selbst ein Vorbild für andere. Kinder schauen sich Gewohnheiten bei den Erwachsenen ab und halten uns damit auch einen Spiegel vor. Richtige Essgewohnheiten sollten vom Kleinkindalter an trainiert werden.

Erschreckend: Diabetes im Kindesalter

Von der früher als Altersdiabetes bekannten »Zuckerkrankheit« sind mittlerweile Kinder mit Übergewicht und Bewegungsmangel zunehmend gefährdet. Dem entspricht eine Studie mit 439 Kindern, die oberhalb der 97. Perzentilen standen. Zum Vergleich wurden Normalgewichtige (< 85. Perzentilen) und Übergewichtige (85.–97. Perzentilen) herangezogen. Es stellte sich heraus, dass die Kinder mit leichter Fettsucht einen BMI von 33 und jene mit schwerer Fettsucht einen BMI von 40 hatten. Alle Kinder waren gesund, hatten weder Bluthochdruck noch erhöhte Blutfettwerte noch Diabetes. Schaut man sich jedoch den Nüchtern-Insulinspiegel an, so stellt man fest: Während der Insulinspiegel bei den Normalgewichtigen bei 10,3 µU/ml liegt, beträgt er bei den Kindern mit schwerer Fettsucht 38,6 µU/ml.

Das bedeutet: Diese Kinder brauchen bereits nüchtern viermal so viel Insulin, um einen normalen Blutzuckerspiegel zu bekommen wie die Normalgewichtigen. Was bedeutet das erst für die Bauchspeicheldrüse, wenn ein Kind mit einem solch erhöhten Insulinbedarf etwas isst? Sie muss noch mal um ein Vielfaches mehr Insulin produzieren. Das Ergebnis einer Nachuntersuchung nach zwei, drei Jahren verwundert nicht: Der Großteil der Kinder aus der Gruppe mit schwerer Fettsucht hatte einen insulinpflichtigen Diabetes Typ 2 entwickelt. Denn die Bauchspeicheldrüse war mehr oder weniger erschöpft und hat in wenigen Jahren so viel leisten müssen, wie manch eine Bauchspeicheldrüse nicht in einem Leben von 80 Jahren leisten muss.

Achtung: Blutfettwerte

Beim Metabolischen Syndrom kommt es neben erhöhtem Insulinspiegel und Übergewicht meist auch zu hohen Blutfettwerten (Triglyzeride). Das Blutfett lagert sich in den Gefäßen ab – und je enger ein Gefäß ist, desto höher ist auch der Blutdruck. Man kann die verengten Gefäße mit einem Gartenschlauch vergleichen. Dreht man vorne die Düse ganz klein, dann wird der Druck in dem Schlauch höher. Umgekehrt: Je weiter der Schlauch – also das Gefäß –, desto niedriger ist auch der Druck. Zudem wird ein hoher Blutdruck noch durch einen weiteren Faktor beeinflusst. So führt ein hoher Insulinspiegel auch dazu, dass die Stresshormone Adrenalin und Cortisol gebildet werden. Und auch diese verursachen hohen Blutdruck.

Adipositas ist in der Fachsprache der Begriff für starkes Übergewicht, für eine Fettleibigkeit, die krankhafte Ausmaße annimmt und Behandlung bedarf.

Kriterien des Metabolischen Syndroms

Alle Erkrankungen des Metabolischen Syndroms sind in der Regel schmerzfrei und ohne akute Symptome. Dadurch wird häufig zu spät ein Arzt aufgesucht. Oft liegen bei Entdeckung des Krankheitsbildes bereits arterielle Schäden vor.

Kriterien des Metabolischen Syndroms

Die IDF (International Diabetes Federation) sagt ganz klar: Wenn eine Person mit erhöhtem Taillenumfang noch zwei weitere Kriterien erfüllt, heißt die Diagnose: Metabolisches Syndrom!

	Männer	Frauen
Adipositas (Fettleibigkeit)	Taillenumfang > 94 cm	Taillenumfang > 80 cm
HDL-Cholesterin	< 40 mg/dl	< 50 mg/dl
Triglyzeride (Blutfette)	≥ 150 mg/dl	
Blutdruck	≥ 130/85 mm/Hg	
Nüchtern-Blutzucker	≥ 110 mg/dl	

Nutzen Sie alle Ihnen zu Verfügung stehenden Möglichkeiten, um mit einer diabetesassoziierten Ernährungsweise wie mit Metabolic Balance® das hormonelle Gleichgewicht wiederherzustellen. Ein gesunder Stoffwechsel wirkt sich ganz automatisch auch auf das Übergewicht und den Bluthochdruck aus.

Folgeerkrankungen

Die Palette und die Schwere der Folgeerkrankungen des Diabetes machen ganz deutlich, wie wichtig es ist, dass die Insulinausschüttung nicht ständig zu hoch ist.

Wenn die Gefäße leiden

Viele diabetische Folgeerkrankungen können durch die Veränderungen des Blutgefäßsystems erklärt werden:

- Sind die größeren Gefäße betroffen (Makroangiopathie), führt dies zu Durchblutungsstörungen der Herzkranzgefäße (Angina pectoris und Herzinfarkt), der Arterien im Gehirn (cerebrovaskuläre Insuffizienz und Schlaganfall) und der Extremitäten (arterielle Verschlusskrankheit).

- Betrifft es die kleinen Gefäße und Kapillaren (Mikroangiopathie) kommt es zu Schäden an Augen, Nieren und Nervensystem.

Durchblutungsstörungen zählen zu den häufigsten Folgen einer länger bestehenden Zuckererkrankung, denn es kommt im wahrsten Sinne des Wortes zu einer »Verzuckerung« der Blutkörperchen. Das Blut wird zähflüssiger, fließt schlechter und kann deshalb weniger Sauerstoff transportieren. Dies wirkt sich auch auf Organe und Muskeln aus, was zu verschiedenen Folgeerkrankungen führen kann. So ist die verminderte Fließeigenschaft des Blutes auch verantwortlich für Verletzungen in Blutgefäßen bis hin zu Nierenschädigungen. Kommen noch Bluthochdruck und erhöhte Blutfettwerte hinzu, so steigt das Risiko, einen Herzinfarkt oder Schlaganfall zu erleiden.

Bedingt durch starkes Übergewicht können in der Folge auch Haltungsschäden und Gelenkerkrankungen entstehen.

Das Metabolische Syndrom und seine Folgen

Metabolisch	Statisch	Psychiatrisch
▸ Diabetes mellitus Typ 2 ▸ Fettstoffwechselstörungen ▸ Arterieller Bluthochdruck ▸ Herz- und Gefäßkrankheiten ▸ Gicht ▸ Störungen der Leber und Gallenblase ▸ Krebsgeschwüre ▸ Zystenbildung an den Eierstöcken	▸ Atemstillstand beim Schlafen ▸ Atembeschwerden durch Fettleibigkeit ▸ Verschiedene Formen der Arthrose ▸ Rückenbeschwerden ▸ Erkrankungen durch Blutgerinnsel ▸ Chronische Durchblutungsstörungen ▸ Hautinfektionen, wunde Stellen ▸ Erhöhtes Operationsrisiko	▸ Depressionen ▸ Neurotische Entwicklungen ▸ Selbstmordrisiko **Sozial** ▸ Isolation, Vereinsamung ▸ Diskriminierung (z. B. bei der Arbeit) ▸ Verminderte Körperhygiene ▸ Einschränkung im Sexualleben

Gefäßprobleme – die häufigsten Komplikationen bei Diabetikern

Jeder zweite Diabetiker verstirbt an einem Herzinfarkt, bei zwei Drittel aller Herzinfarkte liegt ein gestörter Zuckerstoffwechsel vor. Das Risiko für einen Schlaganfall ist doppelt so hoch wie beim Nichtdiabetiker. Mehr als 50 Prozent aller Dialysepatienten sind Diabetiker, jährlich kommt es zu 30 000 Amputationen durch Diabetes.

- Jede einzelne Begleiterkrankung wie Bluthochdruck, Fettstoffwechselstörung sowie das Rauchen und Stress erhöhen das Gefäßrisiko. Was eigentlich erkrankt, ist die innere, sehr dünne Schicht der Gefäße (Intima oder Endothel). Hohe Insulin- und Blutzuckerspiegel wirken toxisch auf das Endothel, die Zellverbindungen lösen sich auf, und Substanzen wie freie Radikale, chemische Substanzen, Bakterien oder mit Abfall beladene Fresszellen lagern sich unter der Intima ab und führen zur Gefäßverengung.
- Die wichtigste Substanz, die das Endothel schützt, ist Stickstoffmonoxid (NO). Es reguliert die Weite der Gefäße, verhindert das Anhaften von Entzündungszellen und Blutplättchen, und hemmt die Bildung von Blutgerinnseln. Insulinresistenz führt zu einer Verminderung der Bioverfügbarkeit von Stickstoffmonoxid!
- Erhöhte Werte für TNF-a, IL-6 (Entzündungsmediatoren aus den übermäßig gewachsenen Fettzellen) führen zu Entzündungen der Intima, z.B. oxidiert LDL-Cholesterin durch freie Radikale (entstehen u.a. durch Nikotin oder Stress) und klebt dann an der Innenwand der Gefäße. Fresszellen (T-Zellen des Immunsystems) werden angelockt, damit sie diese Störenfriede verstoffwechseln und unter der Gefäßwand entsorgen. Diese »Plaques« werden immer größer, zerplatzen und geben größere Partikel in die Blutbahn ab, die dann je nach Größe zu einer Gefäßverstopfung führen können. Dazu kommen die erhöhte Gerinnbarkeit des Blutes und die verminderte Fähigkeit, Blutgerinnsel wieder aufzulösen durch vermehrte Produktion von PAI 1 in den vergrößerten Fettzellen. Hierbei hat sich herausgestellt, dass die Blutzuckerspitzen direkt nach den Mahlzeiten das größte Risiko darstellen, selbst wenn die übrigen Kontrollparameter wie HbA1c, Tagesprofile oder Urinzucker noch zufriedenstellend sind!
- Sind die Herzkranzgefäße betroffen, ist die Schmerzwahrnehmung des Herzmuskels bei Diabetikern häufig gestört. Die typischen Beschwerden einer Angina pectoris – etwa ein Schmerz hinter dem Brustbein mit Ausstrahlung auf die Arme – werden dadurch meist nicht bemerkt. Auch der drohende Herzinfarkt bleibt »stumm« und unerkannt.

Arteriosklerose

Durch chronische Durchblutungsstörungen kommt es zu Ablagerungen von Fettstoffen und Kalk an den Arterienwänden. Diese verengen die Blutgefäße zusätzlich. Besonders betroffen sind Gehirn, Herz und Beine. Bildet sich durch Ablagerungen in einer Arterie ein Blutgerinnsel, das das betreffende Gefäß verschließt, so kommt es – wenn es ein Gefäß im Herzen betrifft – zum Herzinfarkt oder im Gehirn zum Schlaganfall.

Ein Risikofaktor bei Arteriosklerose ist die Ansammlung von LDL-Cholesterin an geschädigten Gefäßwänden. LDL bedeutet »low density lipoprotein«. Das sind große Transportpartikel, die aus viel Fett und wenig Eiweiß bestehen und Triglyzeride und Cholesterin von der Leber zu den Zielzellen befördern. LDL-Cholesterin ist also das mit diesem Transportmedium bewegte Cholesterin.

Nieren

Wie bei allen anderen Organen werden auch hier die kleinen Blutgefäße (Kapillaren) verändert. Sie verdicken und werden durchlässiger. Wenn die Nieren Eiweiß verlieren und nicht mehr genügend harnpflichtige Substanzen ausscheiden können, spricht man von der »diabetischen Nephropathie«. Rund 30 Prozent aller Diabetiker werden im Verlauf ihrer Krankheit daher dialysepflichtig und müssen regelmäßig zur Blutwäsche!

Augen

Die Netzhaut (Retina), der Augenhintergrund auf dem sich alles, was wir sehen, wie auf einer Leinwand abbildet, wird von feinsten Blutgefäßen (Kapillaren) mit Nährstoffen und Sauerstoff versorgt. Beim Diabetiker werden die Gefäßwände durchlässig: Zuckereinlagerungen in der Linse führen dazu, dass Flüssigkeit eintritt, was zum Anschwellen der Linse führt. Es kommt zur Kurzsichtigkeit. Zudem wird vermehrt Eiweiß in der Linse abgelagert, und es kommt zum Grauen Star, der Linsentrübung. Darüber hinaus bilden sich neue Blutgefäße, deren Wände noch empfindlicher und verletzlicher sind, was zu Einblutung in den Glaskörper, zu Einschränkung des Gesichtsfeldes bis hin zu Blindheit führt. Diabetes ist die häufigste Ursache von Blindheit. Fast alle Typ-1-Diabetiker und 60 Prozent der Typ-2-Diabetiker leiden nach etwa 20 Jahren unter dieser »diabetischen Retinopathie«.

Nervensystem

Das Nervensystem regelt die Funktionen aller Organe. Der ganze Organismus ist mit Nervenzellen direkt verbunden, als wären es Telefonleitungen. Nervenzellen können Energie nur aus Glukose beziehen. 60 bis 70 Prozent aller Diabetiker leiden an der sogenannten »diabetischen Neuropathie«, einer Störung der Reizleitung und Reizübertragung.

Das sensomotorische Nervensystem, das rund 20 Prozent der gesamten Nerven ausmacht, leitet Informationen (sensorisch) von der Peripherie zum Gehirn und von dort zu den Muskeln (motorisch). Empfindung und Geschwindigkeit verschlechtern sich zuerst in den langen Nerven (Füße und Hände!). Es kommt zu Schmerzen, Kribbeln, Missempfindungen, bis hin zur Unempfindlichkeit gegen Schmerzen. Häufig wird auch der Gang unsicher, weil der Untergrund nicht mehr sicher gespürt werden kann. Druckstellen an den Füßen, die zu offenen Stellen führen, werden nicht gespürt. Herzschmerzen als Vorboten eines Herzinfarktes werden weniger wahrgenommen, und so kommt es häufiger zu »stummen« Herzinfarkten.

Das autonome Nervensystem reguliert und kontrolliert die Funktionen der inneren Organe. Es lässt sich nicht willentlich beeinflussen.

Die Augen sind besonders gefährdet

In Deutschland verlieren rund 6 000 Diabetiker jährlich ihre Sehkraft. Und auch die Jahrestagung amerikanischer Diabetesexperten 2008 wartete mit beängstigenden Aussagen auf. So ließ sie verlauten, dass nach einer Untersuchung von 890 Personen im Vorstadium des Diabetes bereits acht Prozent typische Augenschäden aufwiesen.

Das autonome Nervensystem, das rund 80 Prozent der gesamten Nerven ausmacht, arbeitet selbstständig, wird nicht bewusst wahrgenommen und kann nicht bewusst gesteuert werden. Es regelt das Herz-Kreislauf-System, die Atmung, die Verdauung und alle inneren Organe. Störungen führen zu Verdauungs- und Herzproblemen sowie zu Beschwerden der Ausscheidungsorgane bis hin zu Impotenz bei Männern.

Bluthochdruck

Speziell bei Typ-2-Diabetikern führt der ständig zu hohe Insulinspiegel zu einer Aktivierung der Stresshormone, die wiederum einen erhöhten Blutdruck begünstigen. Insulin fördert mit dem Fettaufbau das Wachstum der Fettzellen, die vermehrt Angiotensinogen produzieren, das umgebaut zu Angiotensin-2 die stärkste Substanz zur Verengung der Blutgefäße ist. Zusätzlich kommt es zu einer vermehrten Aldosteronausschüttung, einem Hormon, das Wasser im Körper zurückhält und so ebenfalls zur Steigerung des Blutdrucks beiträgt.

Gesunde Blutgefäße sind wie elastische Transportröhren, durch die sowohl alle Nährstoffe als auch Sauerstoff zu den Zellen transportiert werden. Regelmäßige Bewegung hilft, die Arterien elastisch zu erhalten. Dadurch behalten sie ihre Fähigkeit, sich dem Blutvolumen anzupassen.

Metabolische Azidose

Da dem Typ-1-Diabetiker – bei fehlendem Insulinangebot – in den Muskelzellen keine Glukose zur Verfügung steht, um Energie zu gewinnen, muss er Fett verbrennen. Fett verbrennt zu Ketonkörpern, die zu einer starken Übersäuerung des Blutes bis hin zur sogenannten metabolischen Azidose führen, die dann im ketoazidotischen Koma enden kann. Typische Merkmale sind eine verstärkte, tiefe und beschleunigte Atmung mit unverkennbar fruchtartigem Azetongeruch des Atems.

Fettstoffwechselstörungen

Dyslipidämie ist der Oberbegriff für verschiedene Fettstoffwechselstörungen. Dabei kommt es zu Abweichungen von LDL-, HDL- und Triglyzeriden von den Normwerten. Beim Diabetes mellitus wird dies mit der erwähnten Fettleibigkeit und den erhöhten Blutfettwerten in Verbindung gebracht. Durch die Insulinresistenz mit erhöhtem Insulinspiegel kommt es insbesondere bei den Typ-2-Diabetikern zur Umwandlung des nicht verbrauchten Zuckers zu Triglyzeriden. Zudem steigt das Zwischenprodukt HMG-CoA erheblich an, das mit Hilfe des Enzyms HMG-CoA-Reduktase zu Cholesterin umgebaut wird. Die wichtigsten Medikamente gegen hohes Cholesterin (Statine) hemmen dieses Enzym und senken erfolgreich den Cholesterinspiegel. Insulin dagegen aktiviert dieses Enzym, und der Cholesterinspiegel steigt! Oft ist bei Patienten mit einem Metabolischen Syndrom und normalen Blutzuckerwerten ein hoher Wert für Triglyzeride der erste Hinweis auf einen beginnenden Diabetes.

Eine Übersäuerung des Stoffwechsels kann zu schmerzhaften Gelenkentzündungen führen.

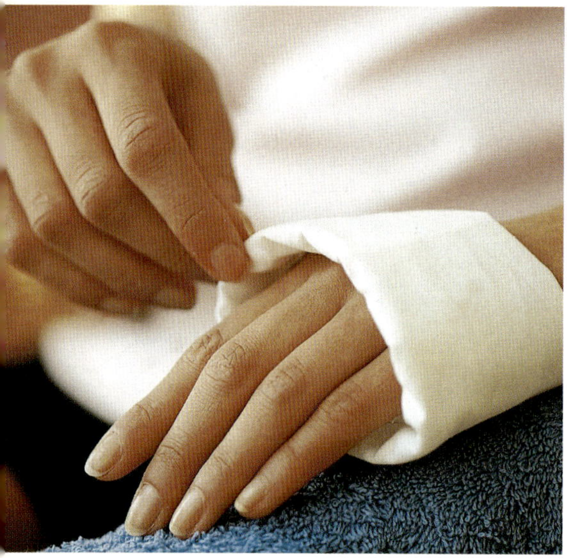

Fragiles Skelettsystem

Knochen: Während des Lebens findet ein Auf- und Abbau von Knochenmasse statt. In Kindheit und Jugend der Aufbau, später vermehrt Abbau, der zu Osteoporose mit Knochenfrakturen und verzögerter Heilung führt. Frauen mit Typ-1-Diabetes haben ein zwölfmal höheres Risiko, Typ-2-Diabetikerinnen ein zweimal höheres Risiko einer Hüftfraktur als Gesunde.

Gelenke: Durch Übersäuerung und Produktion von entzündungsaktiven Substanzen in den vergrößerten Fettzellen kommt es zu Gelenkentzündungen und zu vermehrten Arthrosen.

Muskulatur: Sie ist zuständig für Bewegung, Wärmeerzeugung und dient als Energie- und Eiweißreservoir. Wenn durch das Fehlen von Insulin (Diabetes Typ 1) oder durch Insulinresistenz (Diabetes Typ 2) Glukose nicht richtig verbrannt werden kann, dann muss aus Muskeleiweiß Energie gewonnen werden. Wenn vermehrt Muskeln abgebaut werden, führt dies zu Muskelschwäche, wenn es den Herzmuskel betrifft, zu Herzinsuffizienz, und wenn Entzündungen auftreten, zu Muskelrheuma mit Schmerzen bis hin zur »Fibromyalgie«. Unter diesem Begriff fasst man ein Krankheitsbild zusammen, das neben einer Schwäche der Muskulatur auch mit einem chronischen Schmerzempfinden einhergeht.

Die Nieren leisten unermüdlich ihre Arbeit. Sie filtern für den Körper unverwertbare Stoffe und Gifte aus dem Blut ab und scheiden sie über den Urin, den Harn, aus. Zudem regulieren sie den Mineralstoff- und Wasserhaushalt.

Gicht

Diabetiker haben wesentlich häufiger mit Gicht zu tun als Gesunde. Es besteht ein engerer Zusammenhang zwischen Gicht und Kohlenhydraten mit hoher glykämischer Last als zwischen Gicht und harnsäurehaltigen Lebensmitteln mit hohem Puringehalt. Eine Studie zeigt dies deutlich auf: 92 Gichtpatienten wurden bezüglich ihrer Essgewohnheiten mit 92 Gesunden verglichen. Über einen Zeitraum von einem Jahr hatten beide Gruppen die gleichen Mengen an Fett und Eiweiß (auch an Purinen, die zu Harnsäure abgebaut werden, welche sich als Kristalle in Gelenken und Gewebe ablagern können) gegessen. Der Unterschied lag in den Kohlenhydraten. Die gesunde Gruppe hatte weniger einfache Kohlenhydrate mit hoher glykämischer Last verzehrt, und dafür mehr Ballaststoffe mit der Nahrung aufgenommen.

Lebererkrankungen

Ist die Leber zu fett, so kann dies – wenn kein Alkoholproblem vorliegt – ein Hinweis auf Typ-2-Diabetes sein. Denn Diabetes fördert die Entwicklung zur Fettleber und durch die vom Fettgewebe gebildeten Entzündungsmediatoren auch das Fortschreiten zur nichtalkoholischen Fettleber-Entzündung. Diese könne in eine Leberzirrhose und schließlich in ein Leberzellkarzinom übergehen, berichtete Prof. Dr. Klaus-Peter Maier (Esslingen). Bei jedem dritten Patienten sei mit einer solchen Entwicklung zu rechnen, wobei die Gefahr besonders groß sei, wenn sich ein Diabetes bereits manifestiert habe. Andere Untersuchungen zeigen diesen Zusammenhang auch deutlich auf: 3 Prozent der Normalbevölkerung leiden an einer nichtalkoholischen Fettleber, bei Typ-2-Diabetikern sind es 50 Prozent.

Cholesterin ist eine fettähnliche Substanz, die von Natur aus in Menschen und Tieren vorhanden ist. Sie wird in der Leber produziert. Cholesterin erfüllt lebensnotwendige Aufgaben, z. B. stabilisiert es Zellwände, ist an der Herstellung von Hormonen beteiligt und fördert, als Bestandteil der Gallensäuren, die Fettverdauung.

Gallensteine

Bei Fettleibigkeit steigt auch das Gallensteinrisiko. Überflüssiges Cholesterin wird über die Leber entsorgt und über die Galle ausgeschieden. Steigt der Cholesteringehalt in der Gallenblase zu sehr an, bilden sich Gallensteine, die fast nur aus Cholesterin bestehen.

Das Immunsystem

Eigentlich soll uns das Immunsystem ja vor Bakterien, Pilzen und Viren schützen. Die »Hauptnahrungsmittel« für viele Erreger sind allerdings die einfachen Kohlenhydrate mit hoher glykämischer Last. Hohe Zuckerwerte sind also auch eine Einladung für Erreger zur kostenlosen Mahlzeit. Das begünstigt vor allem Entzündungen an Nieren, Blase, Scheide, an der Haut und besonders an den Beinen.

Das Hormonsystem

Das Hormonsystem ist ebenfalls ein System zur Informationsübertragung – durch Botenstoffe über das Blut. Es ist langsamer als das Nervensystem, dafür aber kontinuierlicher. Anstelle über die »Telefonleitungen« des Nervensystems arbeitet es eher wie der Brief- und Paketdienst: In Hormondrüsen erfolgt die Herstellung der Botenstoffe, die über den Blutweg ihre Botschaft zum betreffenden Organ bringen. Die Steuerung der Hormone erfolgt wie z.B. beim Insulin genau durch den Stoff, den sie regulieren sollen. Ein hoher Zuckerspiegel im Blut stimuliert z.B. die Beta-Zellen der Bauchspeicheldrüse dazu, mehr Insulin zu produzieren. Sinkt der Zuckerspiegel, wird statt Insulin in den Alpha-Zellen Glukagon produziert, was bekanntlich in der Lage ist, gespeicherte Glukose bereitzustellen. In einer akuten Notfallsituation wie beim Unterzucker wird das langsame Hormon-

Ohne Hormone kein Leben. Denn nur durch die Transportfunktion dieser ganz speziellen Botenstoffe laufen in unserem Organismus alle Körperfunktionen reibungslos ab.

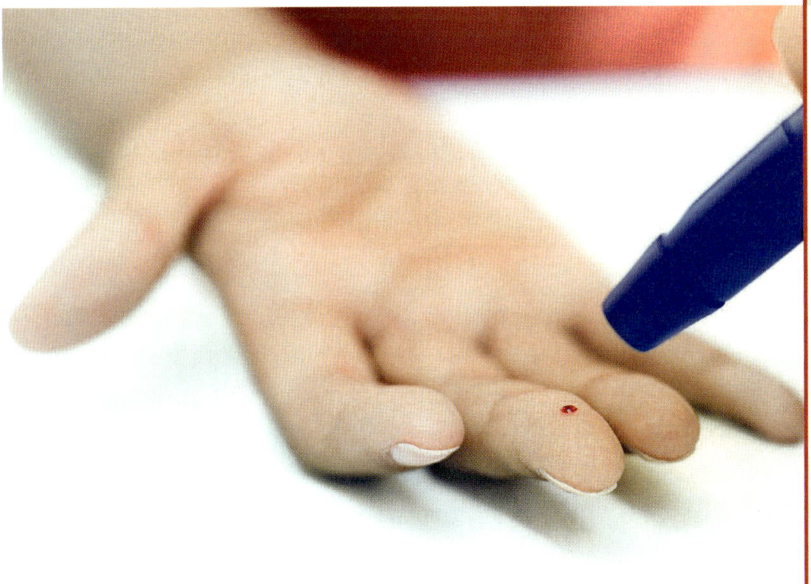

Ein winziger Tropfen Blut reicht aus, um den Zucker darin zu bestimmen.

Diabetikerinnen sollten während der Schwangerschaft regelmäßig zum Arzt gehen.

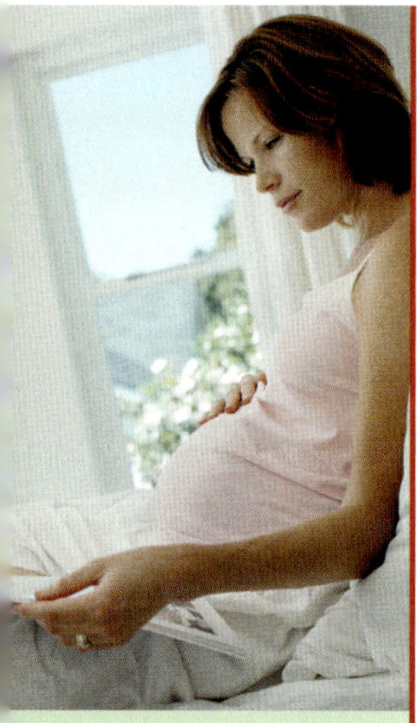

Unfruchtbarkeit bei Frauen im gebärfähigen Alter sowie Störungen im monatlichen Zyklus sind oft auf hormonelle Störungen zurückzuführen. Übergewichtige Frauen sind dabei besonders betroffen.

system übergangen. Das autonome Nervensystem reagiert in diesem Fall blitzschnell und hebt mithilfe der Stresshormone den Zuckerspiegel sofort an. Bei Diabetikern spielt die hormonproduzierende Bauchspeicheldrüse die größte Rolle in der Krankheitsentstehung. Ein ausbalancierter Stoffwechsel, der die gesamte Hormonproduktion günstig beeinflusst, ist daher die grundlegend wichtige Basis für den Diabetiker, um das Risiko für Folgeerkrankungen zu senken.

Zystenbildung an den Eierstöcken

Das polyzystische Ovarsyndrom (PCOS) wird ebenfalls häufig mit einer Insulinresistenz assoziiert. Neben den typischen Merkmalen wie starkem Übergewicht (Adipositas), männlicher Behaarung (Hirsutismus) und vergrößerten Eierstöcken mit vielen kleinen Eibläschen (polyzystische Eierstöcke) weisen die betroffenen Patientinnen auch häufig Fettstoffwechselstörungen und Bluthochdruck auf. Die Zysten in den Eierstöcken verhindern den regelmäßigen Eisprung, die betroffenen Frauen können nur sehr schwer schwanger werden. Die Behandlung erfolgt oft mit Medikamenten gegen Diabetes, die die Insulinresistenz verbessern sollen (Metformin, Glitazone).

Diabetes bei Schwangeren

In den ersten drei Monaten sind Schwangere sehr insulinempfindlich, denn sie brauchen selbst sehr viel Energie, um ihren Körper für das Kind vorzubereiten. Im letzten Schwangerschaftsdrittel benötigt auch das heranwachsende Kind sehr viel Energie, und alle Frauen entwickeln normalerweise eine Insulinresistenz, damit nicht sie zuviel der Glukose aus der Nahrung verbrennen, sondern das Kind genügend Energie bekommt. In diesen letzten Monaten passieren

70 Prozent des gesamten Wachstums des Neugeborenen. Um die Zuckerwerte auch für das Kind niedrig zu halten, sollte eine Mutter, bei der Schwangerschaftsdiabetes aufgetreten ist, durch eine entsprechende Diät behandelt werden. Ohne Behandlung werden die Kinder sehr groß, und das Risiko eines späteren Diabetes steigt. Nach der Schwangerschaft normalisiert sich die Insulinresistenz wieder. Die Gefahr eines Diabetes Typ 2 ist aber größer und sollte ebenfalls durch entsprechende Ernährung, wie sie von Metabolic Balance® empfohlen wird, behandelt werden.

Depressionen

Jeder achte Diabetiker (12 Prozent) weist eine echte Depression auf, depressive Störungen kommen sogar bei jedem dritten Diabetiker vor. Gerade diese Patienten haben eine schlechtere Prognose, was die Folgeerkrankungen betrifft, weil sie wegen der verminderten Lebensqualität nur schwer zu motivieren sind, sich an die empfohlenen Therapien oder an eine dauerhafte Ernährungsumstellung zu halten.

Bei vielen Erkrankungen ist es hilfreich, einen Betreuer zur Seite zu wissen, der einen auch »moralisch« unterstützt und mit Gesprächen einen Weg zur Besserung weist. Bei Metabolic Balance® achten wir sehr darauf, Ihnen auch mental eine Stütze zu sein.

Krebsgeschwüre

Auch bestimmte Krebsgeschwüre werden mit Diabetes in Zusammenhang gebracht. So etwa der Gebärmutterkörperkrebs, der zu den dritthäufigsten Krebserkrankungen bei Frauen zählt. Diese Erkrankung tritt meist nach den Wechseljahren auf. Zu den auslösenden Risikofaktoren gehört neben Diabetes auch Übergewicht. Bei Typ-2-Diabetikern kommt es bei Männern zu Prostatakrebs, bei Frauen insbesondere auch häufiger zu Brust- und Unterleibskrebs. Im Fettgewebe werden vermehrt Östrogene hergestellt. Östrogene, freie Fettsäuren und Insulin fördern das Wachstum von Brustkrebszellen.

Wie funktioniert das einzigartige Stoffwechselprogramm im Alltag? Der Ablauf und die Grundregeln von Metabolic Balance® im Detail. Eine Ernährung, wie sie die Natur vorgibt.

Metabolic Balance®

Die moderne Diabetes-Küche im Überblick

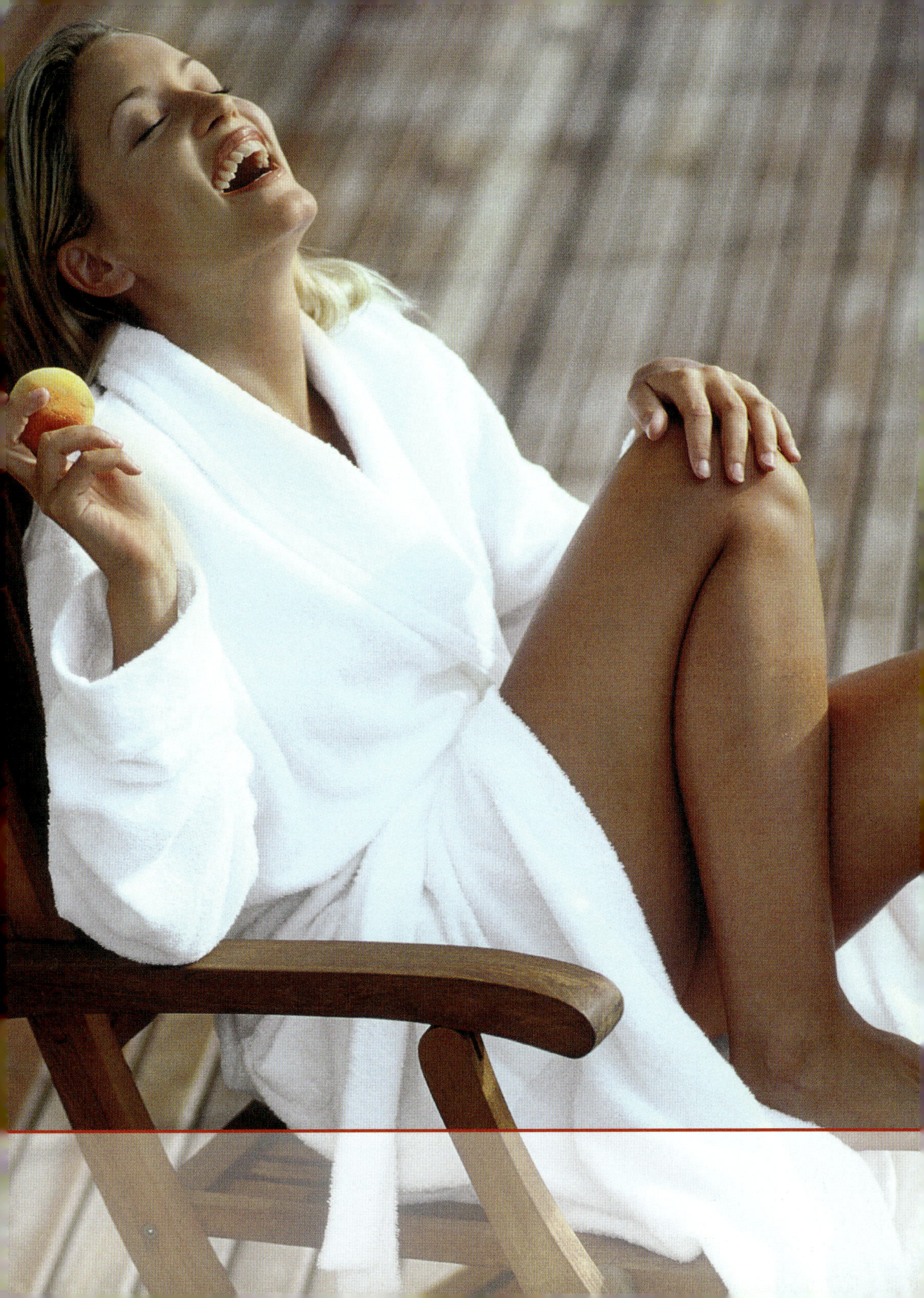

Stoffwechselregulierung

Metabolic Balance® dient nicht nur der Gewichtsregulierung, bei der übrigens auch Untergewichtige wieder normalgewichtig werden, sondern bewirkt insgesamt ein besseres Wohlbefinden des Körpers. Die Haut wird straffer, die Ausdauer größer, und die befürchteten Leistungstiefs werden abgemildert oder verschwinden sogar ganz.

Sehr viele Krankheiten, darunter im Speziellen die modernen Zivilisationskrankheiten, sind ernährungsbedingt. Auch Diabetes mellitus. Eine Erkenntnis, die gleichzeitig die Lösung in sich birgt: Eine Ernährungsumstellung muss her, die den individuellen Besonderheiten des Einzelnen angepasst ist und die gleichzeitig in der Lage ist, den Stoffwechsel auszugleichen sowie den Insulinspiegel konstant zu halten. So wie das bei Metabolic Balance® – dem ganzheitlichen Stoffwechselprogramm – der Fall ist.

Metabolic Balance® in der Praxis

Jeder Mensch is(s)t einzigartig. Insofern ist die individuell passende Ernährung Grundvoraussetzung dafür, um den Stoffwechsel in Balance zu bringen und für Gesundheit und Wohlbefinden zu sorgen. Welche Ernährung tatsächlich für einen Menschen individuell passend ist, lässt sich nur durch eine persönliche Blutanalyse herausfinden. So beruht Metabolic Balance® auf zwei entscheidenden Grundsätzen:

Die Grundsätze von Metabolic Balance®

1. Jeder menschliche Körper ist in der Lage, alle Hormone und Enzyme, die für einen ausgeglichenen Stoffwechsel erforderlich sind, selbst herzustellen, wenn ihm die dazu erforderlichen Baustoffe über die Ernährung zugeführt werden.

2. Jeder Mensch mit einem ausgeglichenen Stoffwechsel ist in der Lage, über seine inneren Signale (Appetit oder Abneigung) die Nahrungsmittel auszusuchen, die diese Botenstoffe enthalten.

Blutanalyse und Ernährungsplan

Nachdem durch eine Blutanalyse festgestellt wurde, was dem Körper fehlt oder auch wovon er zu viel hat, wird ein persönlicher Ernährungsplan erstellt, der diese Defizite ausgleicht. Ein Plan, der in vier Phasen eingeteilt ist und unweigerlich zum Erfolg führt. Eiweiß, gesunde Fette und »gute« Kohlenhydrate sind die Basis einer jeden Mahlzeit.

Phase 1: Vorbereitungsphase

In dieser zwei Tage währenden Phase wird der Körper auf die neue Ernährung eingestimmt. Im Mittelpunkt stehen leicht verdauliche und entschlackende Lebensmittel wie Gemüse, Obst, Saft und Reis. Unbedingt erforderlich ist in dieser Zeit auch eine Darmreinigung, da sie den Entschlackungsprozess unterstützt.

Step by step, Stufe für Stufe, führt Metabolic Balance® Sie in ein neues, gesundes, leichtes Leben. Die dabei einhergehende Gewichtsreduktion wird zur Verbesserung vieler Blutwerte führen und eventuell auch eine Reduktion der Medikamentengabe ermöglichen.

Phase 2: Strenge Umstellungsphase

In dieser Phase geht es darum, die aufgestellten Ernährungsregeln genauestens einzuhalten. Ein Zeitraum, der sich über mindestens 14 Tage erstreckt – so lange braucht der Körper in der Regel, um den Stoffwechsel umzustellen. Aber es ist auch eine Phase, die Mut macht! Denn, wer sich an die Regeln hält, bei dem purzeln erstaunlich schnell die Pfunde, und neue Energie und Vitalität stellen sich ein.

Phase 3: Gelockerte Umstellungsphase inklusive »Schummeltage«

In dieser Phase darf man auch mal wieder »alle Sieben gerade sein lassen« und langsam einzelne Nahrungsmittel zu sich nehmen, die nicht auf dem Plan stehen. Es ist die Phase von »Versuch« und »Irrtum«. Die Teilnehmer sind jetzt dazu aufgefordert, an sich selbst zu beobachten, wie sie auf diese neu hinzugenommenen Nahrungsmittel reagieren. Oft stellt man fest, dass man manche Lebensmittel gar nicht mehr mag, weil sie »alte Wunden aufreißen« und beispielsweise zu Völlegefühl, Sodbrennen oder einer schnellen Gewichtszunahme führen. Es kann auch passieren, dass Nahrungsmittel, die man früher liebte, plötzlich nicht mehr schmecken. Auch in dieser Phase sollen die Metabolic-Balance®-Grundregeln (siehe Seite 111) natürlich weitgehend beachtetet werden. Doch für viele stehen in dieser dritten Phase die sogenannten »Schummeltage« im Vordergrund. Das sind die Tage, an denen es erlaubt ist, auch mal alle Regeln über Bord zu werfen und einfach zu essen, worauf man gerade Lust hat. Wer nach einem Schummeltag oder nach dem Hinzunehmen von neuen Nahrungsmitteln eine Gewichtszunahme oder sonstige unangenehme Reaktionen registriert, sollte dann für ein bis zwei Tage wieder nach den Empfehlungen des Ernährungsplanes essen.

Selbst die Schummeltage werden Neues offenbaren: Oft schmecken vermeintliche Leckerbissen von früher gar nicht mehr so toll. Denn die bis dahin wieder auf natürliche Kost geeichten Geschmacksknopsen finden schnell heraus, ob etwas künstlich schmeckt oder angedickt wurde.

Phase 4: Erhaltungsphase

Jetzt geht es darum, die neu gewonnenen Erkenntnisse über Ernährung und Speiseplanzusammenstellung zu verankern und zu einem festen Bestandteil des täglichen Lebens zu machen. Auch die Metabolic-Balance®-Grundregeln sollten nun in Fleisch und Blut übergegangen sein. Wer dennoch mal aufgrund persönlicher Lebensumstände ins Schludern gekommen ist, und für den sozusagen wieder jeder Tag ein Schummeltag ist, der sollte über einen Neubeginn nachdenken. Denn auch an Ihren Laborwerten lässt sich dann schnell erkennen: Jetzt ist es Zeit für einen Neuanfang! Und den können Sie jederzeit machen, denn Ihr persönlicher Ernährungsplan liegt Ihnen ja bereits vor; kommen Sie auf ihn zurück und starten Sie neu durch. Mit der Zeit werden Sie ohnehin feststellen, dass Ihre durch Metabolic Balance® wieder gewonnene Lebensenergie sie täglich dazu ermuntert, die Grundregeln des Stoffwechselprogramms zu befolgen.

Die Grundregeln von Metabolic Balance®

- Es gibt (nur) 3 Mahlzeiten pro Tag.
- Eine Mahlzeit nicht länger als 60 Minuten dauern lassen.
- Zwischen den Mahlzeiten 5 Stunden Pause einlegen.
- Nach 21:00 Uhr nichts mehr essen.
- Jede Eiweißart nur einmal pro Tag essen, d. h., jeweils nur einmal pro Tag Käse, Joghurt, Fleisch oder Fisch etc. verzehren.
- Jede Mahlzeit mit einer kleinen Eiweißportion beginnen.
- Freiwillige Obstportion möglichst am Ende der Mahlzeit essen.
- 1 Apfel pro Tag verzehren.
- Über den Tag verteilt viel Wasser trinken.
- Ein moderates Bewegungsprogramm (Schwimmen, Radfahren, Walking) in den Alltag integrieren.

Die Ernährungsregeln sind neben dem individuellen Ernährungsplan das Grundgerüst von Metabolic Balance®. Durch die klaren Anweisungen fällt eine Ernährungsumstellung leicht, zumal jeder einzelne Punkt dem Stoffwechsel gezielt hilft, wieder ins Gleichgewicht zu kommen.

Mehr Erfolg durch einen persönlichen Betreuer

Zur Unterstützung eines gesunden Stoffwechsels und zur Gewichtsreduktion steht jedem Metabolic Balance®-Teilnehmer ein persönlicher Betreuer mit Rat und Hilfe zur Seite. Das sind fachlich geschulte Ärzte, Heilpraktiker und Ernährungsberater, die persönlich, per Telefon oder über ein spezielles Internetportal zu erreichen sind. Geben Sie zunächst im Internet www.metabolic-balance.de ein und suchen Sie sich einen Betreuer in der Nähe Ihres Wohnortes. Sobald Sie sich für eine Teilnahme an dem Stoffwechselprogramm entschieden haben, erhalten Sie einen Registrierungscode, mit dem Sie sich in das neue Internetportal www.mein-metabolic-balance.de einloggen können. Dort finden Sie umfassende Informationen sowie Gleichgesinnte, mit denen Sie sich regelmäßig austauschen können.

Die richtige Ernährung macht es aus

Bei Metabolic Balance® geht es nicht ums Kalorienzählen und auch nicht darum, eine Diät zu machen, sondern es kommt insbesondere darauf an, das Richtige zu essen. Deswegen steht zu Beginn des Programms immer die persönliche Blutanalyse. Auf diese Weise wird sichergestellt, dass der Körper die Nahrungsbausteine bekommt, die für eine ausgewogene Hormonproduktion erforderlich sind. Dies führt über einen gesunden Stoffwechsel zu einer besseren Leistung aller Körperfunktionen. Dass man damit auch an Gewicht verliert, ergibt sich quasi ganz von selbst – ein wichtiger »Nebeneffekt« für die meisten Diabetiker, die zugleich auch am Metabolischen Syndrom leiden und bei denen die Hormonproduktion im Fettgewebe das Krankheitsgeschehen zusätzlich ungünstig beeinflusst.

Eine Ernährung nach Metabolic Balance® lässt die Blutzucker- und Insulinspiegel nur langsam ansteigen und verhindert, dass die Fettdepots weiter anwachsen.

Lichtblick für Diabetiker

Für Diabetiker stehen die gesundheitlichen Aspekte dieses ganzheitlichen Ernährungsprogrammes ganz im Vordergrund, denn alle ernährungsbedingten chronischen Erkrankungen von Diabetes mellitus Typ 2 über Rheuma und chronische Migräne bis hin zu Fettstoffwechselstörungen und Bluthochdruck lassen sich durch Metabolic Balance® positiv beeinflussen. Durch die Wiederherstellung des natürlichen Ernährungsgleichgewichts kommt es auch zur Wiederherstellung des natürlichen Körpergleichgewichts. Leistungs- und Konzentrationsfähigkeit sowie das gesamte Energieniveau verbessern sich. Auch der Schlaf wird erholsamer. Man fühlt sich insgesamt gesünder, vitaler und frischer, und strahlt dies auch aus. Dadurch dass zwar Körperfett abgebaut wird, aber gleichzeitig Muskel- und Bindegewebe geschont werden, wird auch die Haut straff und glatt. Metabolic Balance® ist sozusagen ein Rundum-Wohlfühl-Programm.

Eiweiß lässt den Blutzuckerspiegel kalt

Wie wichtig der Verzehr von Eiweiß in Bezug auf den Blutzuckerspiegel ist, verdeutlicht auch die sogenannte Crossover-Studie: Sie zeigt sehr deutlich, dass Eiweiß eine besondere Rolle spielt, wenn man sich gesund und diabetesgerecht ernähren möchte. An dieser Studie nahmen 12 übergewichtige Jugendliche teil. Sie bekamen an verschie-

Tageskalorienverbrauch nach verschiedenen Frühstücken

Crossover-Studie an 12 übergewichtigen Jugendlichen

Frühstück Nährstoffverteilung bei gleicher Kalorienzahl		**Auswirkungen im Körper**	**Gesamtkalorienmenge pro Tag** aufgrund des nachfolgend entwickelten Hungers
Nr. 1: Eieromelett 30 % Fett 30 % Eiweiß 40 % Kohlenhydrate	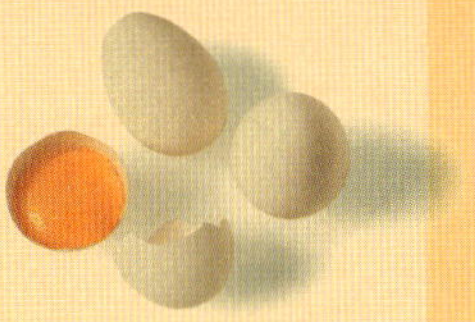	Glukose ▼ Insulin ▼	2 000 kcal
Nr. 2: Vollkornmüsli 20 % Fett 16 % Eiweiß 64 % Kohlenhydrate	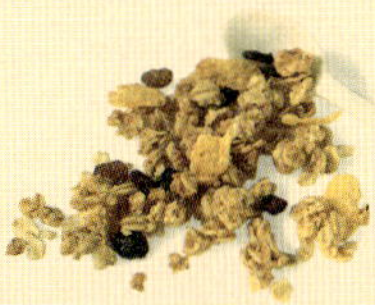	Glukose ▶ Insulin ▶	3 000 kcal (50 % mehr Kalorien)
Nr. 3: Cornflakes 20 % Fett 16 % Eiweiß 64 % Kohlenhydrate	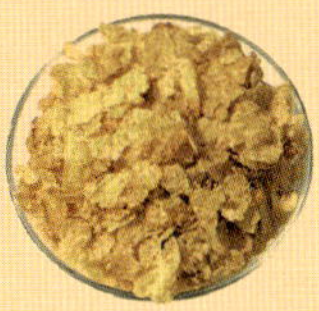	Glukose ▲ Insulin ▲	3 600 kcal (80 % mehr Kalorien)

Quelle: David S. Ludwig, Pediatrics: »High Glycemic Index Foods, Overeating, and Obesity«, 1999; 103;e26

Ein Frühstück im Sinne von Metabolic Balance® besteht aus einer Eiweißkomponente z. B. Eier, Milch oder Quark und viel Gemüse, nach Bedarf in Kombination mit Vollkornprodukten.

denen Tagen drei verschiedene Frühstücke mit gleicher Kalorienzahl angeboten, wobei die Nährstoffverteilung jeweils verschieden war:

1. **Frühstück A:** Eieromelett – mit 30 Prozent Fett, 30 Prozent Eiweiß und 40 Prozent Kohlenhydrate
2. **Frühstück B:** Vollkornmüsli – mit 20 Prozent Fett, 16 Prozent Eiweiß und 64 Prozent Kohlenhydrate
3. **Frühstück C:** Cornflakes – mit 20 Prozent Fett, 16 Prozent Eiweiß und 64 Prozent Kohlenhydrate

Nach fünf Stunden bekamen die Jugendlichen das gleiche Frühstück noch einmal als Mittagessen serviert. Danach durften sie sich frei bewegen und sich an einem großen Buffet, wann immer sie Hunger hatten, bedienen. Die gesamte Studie erstreckte sich über mehrere Wochen. Jeweils drei Tage hintereinander gab es dasselbe Frühstück und Mittagessen mit anschließendem Schlemmen am Buffet. Danach folgte eine zweiwöchige Phase, in der sie einem gewohnten Speiseplan nachgingen. Das Ergebnis: Bei der Gruppe, die zum Frühstück das Eieromelett verzehrt hatte, kam es zu einem nur minimalen Anstieg des Glukose- und Insulinspiegels. Bei der Gruppe, die das Vollkornmüsli als Hauptbestandteil von Frühstück und Mittagessen hatte, war ein leichter Anstieg von Glukose- und Insulinspiegel zu verbuchen. Doch den stärksten Anstieg des Glukosespiegels und einen sehr hohen Insulinwert gab es bei der Gruppe, die die Cornflakes verzehrt hatte. Des Weiteren stellte sich heraus: Nahrungsmittel mit einer hohen glykämischen Last führen nicht nur zu einem hohen Insulinspiegel, sondern der erhöhte Insulinspiegel macht auch noch zusätzlich hungrig. So nahmen die Jugendlichen nach dem Eieromelett nur 2 000 Kalorien pro Tag zu sich. Die Jugendlichen, die das Vollkornmüsli verspeist hatten, nahmen rund 50 Prozent mehr, nämlich 3 000 Kalorien zu sich. Und jene mit den Cornflakes brauchten 80 Prozent mehr Energie, nämlich 3 600 Kalorien pro Tag.

Fallbeispiel eines Diabetikers

Georg L., ein 47-jähriger Lehrer, Diabetes Typ 2, 1,78 Meter groß, 127 Kilogramm schwer, wollte im Frühling 2008 durch Metabolic Balance® seine Stoffwechselwerte verbessern. Die Nüchtern-Blutzuckerwerte lagen zwischen 110 und 155 mg/dl, der HbA1c-Wert lag bei 7,6 Prozent. Er spritzte folgende Insulinmengen: Morgens 32 I.E. Depotinsulin, abends 16 I.E. Depotinsulin, drei mal täglich vor den Mahlzeiten je nach Blutzuckerwert zwischen 12 und 18 I.E. eines Kurzzeitinsulins. Für die kleinen Zwischenmahlzeiten war in der Regel keine zusätzliche Insulingabe erforderlich. Die tägliche Insulindosis betrug zwischen 70 und 90 I.E. Begleitmedikation waren: 80 Milligramm Metoprolol, 10 Milligramm Amlodipin, 16 Milligramm Valsartan, 40 Milligramm Simvastatin, 100 Milligramm Ass und bei Bedarf Omeprazol 20 Milligramm bei Magenbeschwerden.
Bereits in den beiden Tagen der Vorbereitungsphase wurden vom Langzeitinsulin nur noch morgens 24 I.E. gegeben, das Kurzzeitinsulin und die anderen Medikamente belassen. Trotzdem lagen die Blutzuckerwerte vor den Mahlzeiten zwischen 70 und 110 mg/dl, so dass im Laufe der nächsten Tage auch die Gabe des Kurzzeitinsulins auf 3 x 8 I.E. gesenkt werden konnte. Ebenfalls verbesserten sich die

I.E. ist die Abkürzung für »Internationale Einheit« als Maß für die Wirkdosis von Insulin. 1 I.E. Insulin entspricht einer Menge von 0.042 Milligramm. Die meisten Insuline enthalten 40 oder 100 I.E. Insulin in 1 Milliliter Flüssigkeit.

Ausgangs- und Kontrollwerte von Georg L.

	RR (mm Hg)	Puls (Schläge/min)	Cholesterin (mg/dl)	LDL (mg/dl)	HDL (mg/dl)	Triglyzeride (mg/dl)	HbA1c (%)	LDL/HDL
02.04.2008	165/110	88	278	183	39	264	7,6	4,7
25.06.2008	125/80	72	187	119	53	134	6,2	2,2

Blutdruckwerte so rasch, dass er über Schwindel und Energielosigkeit klagte. So konnte ab dem vierten Behandlungstag der Betablocker ausgeschlichen werden. Nach der ersten Woche hatte Georg L. bereits 4,5 Kilogramm abgenommen, fühlte sich rundherum wohl, sein Schlaf war verbessert, und er berichtete von mehr Energie.

Metoprolol wird zur Behandlung von Herz-Kreislauf-Erkrankungen verschrieben. Amlodipin und Valsartan wirken gegen Bluthochdruck, Simvastatin senkt erhöhte Cholesterinwerte im Blut, Acetylsalicylsäure (ASS) vermindert die Bildung von Blutgerinnseln, und Omeprazol hemmt die Produktion der Magensäure.

Erste Bilanz

Stand nach zwei Wochen: Gewichtsverlust 8,4 Kilogramm, Depotinsulin nur einmal 12 I.E. morgens. Vor den Mahlzeiten jeweils zwischen 8 und 12 I.E. Kurzzeitinsulin. Blutdruckmedikamente: 20 Milligramm Metoprolol, 8 Milligramm Valsartan, Amlodipin und Simvastatin abgesetzt. Die Einnahme von Omeprazol war zu dieser Zeit nicht mehr erforderlich.

Nach einem Monat

In der vierten Woche berichtet Georg L. über Stillstand der Gewichtsabnahme und häufige Zeichen von Unterzucker und Hungerattacken. Seit einer Woche betreibt er vermehrt Sport in Form von Nordic Walking und einen Tag im Fitnessstudio. Auffallend war, dass morgens der Nüchtern-Blutzucker höher lag als abends vor dem Zubettgehen, obwohl er nachts keinerlei Nahrung zu sich genommen hatte. Die fehlende Gewichtsabnahme und die Neigung zum Unterzucker sowie zu Heißhunger sind typische Zeichen dafür, dass der Insulinspiegel während dieser Zeit noch zu hoch war. Heißhunger entsteht nicht dadurch, dass zu wenig gegessen wird, sondern weil der Insulinspiegel zu hoch ist. Dadurch wird sämtlicher Zucker im Blut sofort abgebaut, und es kommt zur Hypoglykämie. Der hohe Insulinspiegel verhindert zusätzlich, dass der Körper in den Muskeln Fett verbrennen kann, und die Gewichtsabnahme stagniert. Die morgendliche Hyperglykämie kommt ebenfalls durch einen zu hohen Insulinspiegel in der Nacht. Dieser hohe Blutzuckerwert am Morgen kann nur durch den aus der Leber freigesetzten Zucker kommen, wenn nachts keinerlei Kohlenhydrate über die Nahrung zugeführt wurden. Der Grund, warum nachts so viel Zucker bereitgestellt wird, ist, dass es durch die abendliche zu hohe Insulindosis nach wenigen Stunden zum Unterzucker kommt und die Leber durch Freisetzen von Glykogen gegensteuern muss. Normalerweise würde man die abendliche Insulindosis erhöhen, um die hohen Blutzuckerwerte morgens zu verhindern, sinnvoller ist es jedoch, weniger Insulin zur Nacht zu spritzen, damit keine hypoglykämischen Zustände auftreten. Wir haben daraufhin das Depotinsulin ganz weggelassen. Da Insulin nur erforderlich ist, um die Blutzuckerspiegel nach den Mahlzeiten wieder zu normalisieren, ist es schwer verständlich, warum der Körper in der Nacht – wo er 10 bis 12 Stunden keinerlei Mahlzeit zu sich nimmt – einen hohen Insulinwert braucht! Daraufhin waren die morgendlichen Blutzuckerwerte wieder normal, und Georg L. konnte in der darauffolgenden Woche nochmals 3,7 Kilogramm abnehmen.

Zwölf Wochen später

Nach drei Monaten hatte der Teilnehmer normale Blutzuckerwerte (Nüchtern-Blutzucker zwischen 75 und 95 mg/dl, HbA1c 6,2 %), normalen Blutdruck (125/80 mmHg) und normale Blutfettwerte (Triglyzeride 134 mg/dl, Gesamt-Cholesterin 187 mg/dl, HDL 56 mg/dl, LDL 109 mg/dl). Der Ruhepuls lag bei 72 Schlägen pro Minute. Sein Körpergewicht war mittlerweile auf 86,4 Kilogramm gesunken. Im Dezember 2008 konnte er seit sechs Monaten auf alle Medikamente verzichten und fühlte sich wie neu geboren. Die Luftnot beim Treppensteigen in den zweiten Stock der Schule war völlig verschwunden. Seine Frau berichtete, dass die Beziehung mit zunehmendem Gewichtsverlust wieder auf allen Ebenen intensiver geworden war.

Eine Stoffwechselumstellung nach Metabolic Balance® sollte bei Diabetikern immer in enger Zusammenarbeit mit dem behandelnden Arzt durchgeführt werden, so wie es bei dem hier vorgestellten Fallbeispiel erfolgte.

Begleiterscheinungen von Diabetes lindern. Haut- und Fußpflege richtig durchführen. Mentale Stärke trainieren. Beweglichkeit erhalten.

Gut leben mit Diabetes

Verantwortung für das eigene Wohlbefinden übernehmen

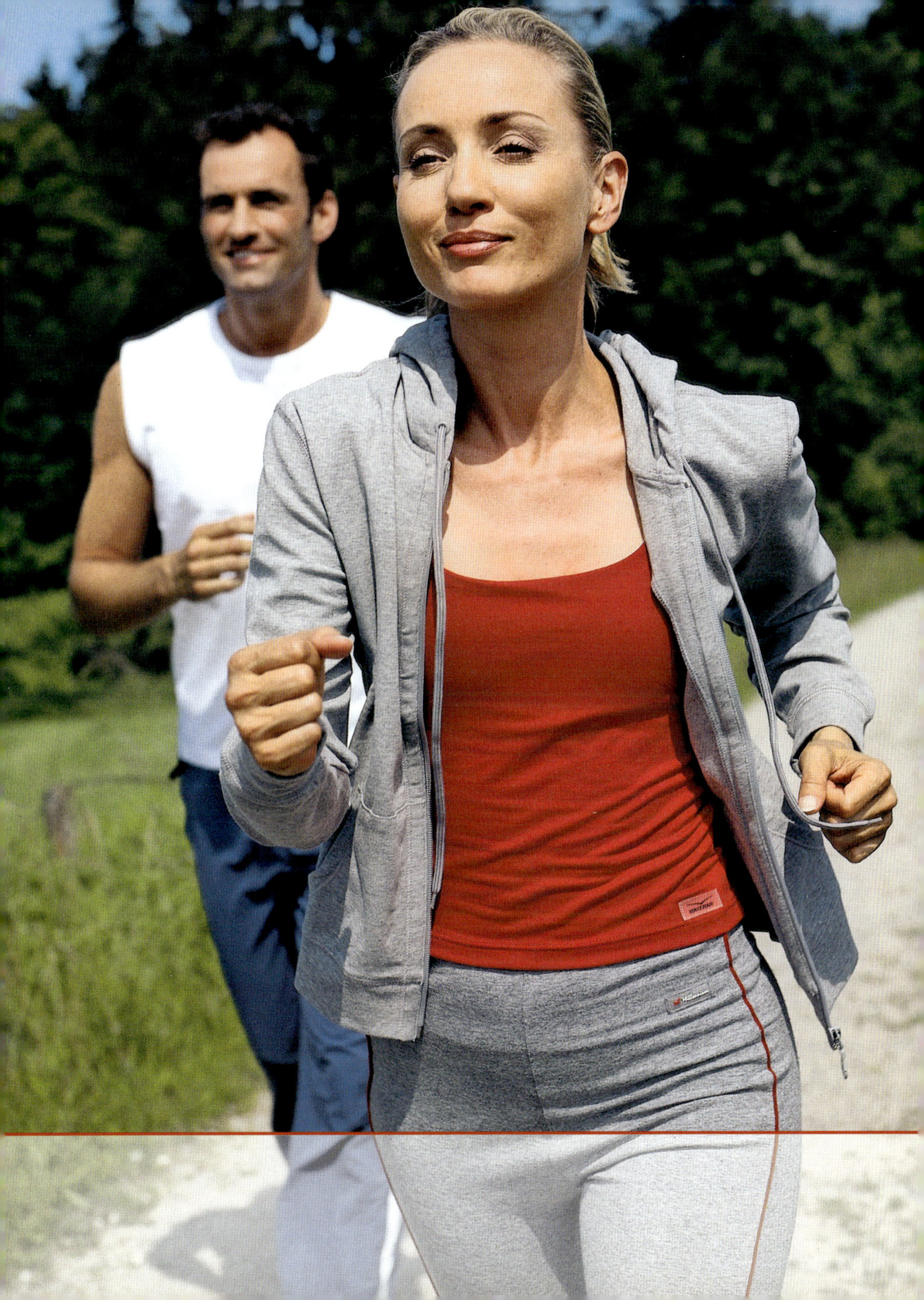

Körper und Geist unterstützen

Durch den veränderten Stoffwechsel und Wasserhaushalt haben viele Diabetiker auch verstärkt unter Hautproblemen zu leiden. Besonders trockene Haut, Schrunden, Fußpilz und langsam heilende Wunden sind bei einer schlechten Blutzuckereinstellung meist an der Tagesordnung. Der Grund: Durch die erhöhten Blutzuckerwerte kommt es zu einem verstärkten Wasserlassen, was wiederum zu einer Austrocknung der Haut führt. Häufiger Juckreiz, schuppige Haut oder auch Ekzeme sind dann keine Seltenheit. Mit einer entsprechenden diabetesgerechten Ernährungsweise nach Metabolic Balance® in Kombination mit richtiger Pflege lässt sich dieses Problem jedoch gut in den Griff bekommen.

Wellness nicht nur für die Haut, sondern auch für die Seele versprechen Massagen mit natürlichen Ölen, vor allem wenn sie ein behutsamer Masseur durchführt.

Diabetes und Hautpflege

Hautprobleme beim Diabetiker betreffen nicht nur Füße und Beine, sondern häufig auch die Hände und das Gesicht. Hervorgerufen durch eine deutlich reduzierte Schweiß- und Talgdrüsenaktivität kommt es zu einer mangelnden Feuchtigkeitsspeicherung. Auch der Gehalt an Harnstoff ist meist stark herabgesetzt. Das alles führt dazu, dass die Haut Feuchtigkeit nicht mehr so gut speichern kann und auf eine entsprechende Pflege von außen angewiesen ist. Beachten Sie dabei folgende Tipps, damit Sie sich im Alltag in Ihrer Haut immer wohlfühlen:

- Waschen oder duschen Sie nicht zu heiß, da dies die Haut zusätzlich austrocknet.
- Bevorzugen Sie kurze Dusch- und Badezeiten, da es sonst zu einem Aufquellen der Haut kommt, was wiederum Bakterien und Pilzen den Eintritt erleichtert.

- Pflegen Sie die Haut täglich mit Cremes oder Lotion. Achten Sie dabei darauf, dass diese feuchtigkeitsspendende Inhaltsstoffe wie Urea (Harnstoff), Glyzerin oder hautverwandte Lipide enthalten.
- Verzichten Sie möglichst auf parfumhaltige Cremes und Seifen, da sie die Haut unnötig reizen.

Verletzungen vorbeugen

Grundsätzlich ist die Haut eines Diabetikers trockener als die eines gesunden Menschen. Typisch sind schuppige Stellen, Risse und die Neigung zu Entzündungen. Besonders problematisch ist die Haut an den Füßen. Diese wird zunehmend trockener, dünn und rissig. Durch Belastungen wie Übergewicht, aber auch durch unpassendes, zu enges Schuhwerk entstehen vermehrt Verhornungen, Hornschwielen und Schrunden. Kleinste Verletzungen, Hautrisse und Druckstellen, die durch die krankhafte Veränderung des Nervensystems meist nicht wahrgenommen werden, können sich dann schnell entzünden. Häufige Stoffwechselprobleme und eine verminderte Durchblutung steigern zudem das Infektionsrisiko und behindern eine sonst rasche Wundheilung. Eine Infektion, die sich ausgebreitet hat, kann im schlimmsten Fall zu nässenden Geschwüren mit absterbendem Gewebe führen. Und immer wieder endet eine solche Entzündung leider auch mit der Amputation einzelner Zehen oder gar des gesamten Fußes. Um das zu verhindern, ist eine konsequente und regelmäßige Beobachtung und Pflege der Füße unerlässlich.

Das Schuhwerk eines Diabetikers sollte bequem, ohne auftragende Nähte sowie weit genug sein, um Druckstellen an den Füßen zu vermeiden.

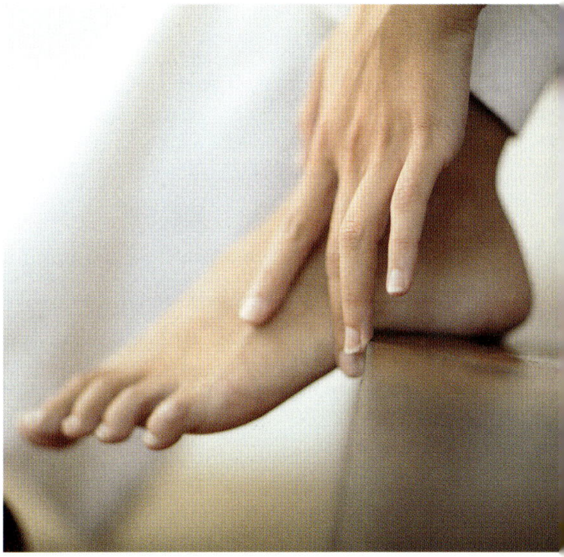

So pflegen Sie Ihre Füße

- Neben der konsequenten Selbstuntersuchung und Pflege der Füße ist ein regelmäßiger Besuch alle vier bis sechs Wochen bei einem diabetisch geschulten Fußpfleger wichtig. Denn der weiß genau, wo die Problembereiche liegen, und kann regelmäßig die Nägel schneiden und die Hornhaut abtragen.
- Waschen Sie die Füße täglich, um eventueller Keim- und Pilzbildung vorzubeugen. Ein Fußbad sollte aber nicht länger als drei Minuten dauern und die Temperatur nicht höher als bei 35 Grad Celsius liegen. Da die Reizschwelle bei Diabetikern herabgesetzt ist, empfiehlt es sich, die Temperatur unbedingt durch ein Thermometer zu kontrollieren.
- Trocknen Sie die Füße nach dem Waschen oder Baden immer gründlich ab. Besonders die Zwischenzehenräume sind wegen der Fußpilzgefahr immer trocken und sauber zu halten.
- Verwenden Sie zum Eincremen eine fett- und feuchtigkeitsspendende Creme. Empfehlenswert sind Cremes mit einem hohen Urea(Harnstoff)-Anteil, da sie einen besonders pflegenden Effekt im Hinblick auf Risse und Hornhaut haben.
- Benutzen Sie für die Fußpflege keine scharfen Instrumente, mit denen Sie sich verletzen könnten. Die Zehennägel sollten so gefeilt werden, dass der Rand mit der Zehenkuppe gerade abschließt.
- Vermeiden Sie Gefahren wie Druckstellen, indem Sie weiche und bequeme Schuhen und Socken tragen, die möglichst auch keine Innennähte haben sollten. Vor jedem Schuheanziehen empfiehlt es sich auch, die Schuhe auf Fremdkörper abzutasten.
- Schützen Sie Füße vor Verbrennungen und Verletzungen. Dazu gehört unter anderem der Verzicht auf Wärmflaschen, Heizkissen und heiße Pflaster.
- Aufgrund einer möglichen Verletzungsgefahr sollten Sie Barfußlaufen nicht nur draußen, sondern auch in den eigenen vier Wänden vermeiden.
- Lassen Sie Hühneraugen stets nur vom Fußpfleger entfernen. Werden Sie nie selbst mit scharfen Gegenständen an den Füßen tätig.
- Gehen Sie bei Wunden, Entzündungen oder Blasen besser gleich zum Arzt oder Diabetologen.

Die positive Einstellung hilft

Natürlich ist Gesundheit unser höchstes Gut. Doch wer einmal an Diabetes erkrankt ist, muss diese Erkrankung nicht zu seinem Schicksal und Damoklesschwert werden lassen. In dem Buch »Metabolic Balance® – Das Mentalprogramm« wurde ausführlich dargelegt, welche Macht die Gedankenkraft hat, wenn es darum geht, Übergewicht abzubauen und sich für ein gesünderes Leben zu entscheiden und seine Ziele zu verwirklichen. Genauso ist es auch bei Diabetes Typ 2. Wo ein Wille ist, da ist auch ein Weg, mit dieser Erkrankung nicht nur gut leben zu können, sondern dauerhaft stabil zu bleiben und damit das Risiko für Folgeerkrankungen zu reduzieren.

Ein effektives Bewegungskonzept als ideale Ergänzung zum Stoffwechselprogramm ist in dem Buch »Metabolic Balance® – das Aktivprogramm« (siehe Seite 159) leicht nachvollziehbar erklärt.

Den Erfolg programmieren

Programmieren Sie sich auf Erfolg, darauf, gesund zu werden. Nur wer weiß, wohin ihn sein Weg führen wird, kann diesen auch gehen. Zusätzlich zur positiven Einstellung können Sie durch Visualisieren den »Endzustand Gesundheit« bildlich vorwegnehmen. Stellen Sie sich z. B. vor, dass die Blutzuckerwerte bei der Messung stets im normalen Bereich liegen und wie gut Sie sich dabei fühlen. Mit dem auf den individuellen Hormonhaushalt abgestimmten Metabolic-Balance®-Ernährungsplan wird es möglich, den eigenen Stoffwechsel auszubalancieren und Blutzucker- sowie Insulinspiegel im Normalbereich zu halten. Zahlreiche Menschen haben dies am eigenen Leib erfahren. Und dabei noch überflüssige Pfunde verloren. Sie handeln nach den Metabolic-Balance®-Grundregeln, die ihrem eigenen Stoffwechsel naturgemäß entsprechen und sind damit auf der sicheren Seite – in Bezug auf einen niedrigen Insulinspiegel sowie die Folgeerkrankungen, die eine Diabeteserkrankung mit sich bringen kann.

Metabolic Balance® richtig umsetzen

Die Gesundheitsformel lautet: Metabolic-Balance®-Ernährungsprogramm plus Mentalprogramm und ausreichend Bewegung! Wer dies in sein Leben integriert, wird nicht nur Gesundheit ernten, sondern darüber hinaus auch von mehr Lebensqualität und guter Laune profitieren. Denn es macht Spaß, erfolgreich zu sein. Und umso mehr, wenn der gesunde Erfolg am eigenen Leib spür- und sichtbar wird!

Bleiben Sie in Bewegung

Sprechen Sie unbedingt mit Ihrem Arzt über Ihre geplanten sportlichen Aktivitäten. Wenn Sie sie regelmäßig ausführen, kann es gut sein, dass die Dosis Ihrer Medikamente geändert bzw. reduziert werden muss.

Die einfachste Lösung, um beim Auto einen übervollen Tank wieder leer zu bekommen ist, viel zu fahren, damit viel Benzin verbraucht wird. Ausreichende Bewegung sorgt beim Diabetiker dafür, dass der Blutzucker, unser Superkraftstoff, verbrannt wird. Die Erfahrung zeigt, dass zahlreiche Metabolic-Balance®-Anwender durch die erfolgreiche Stoffwechselumstellung mehr Freude am Leben und an der Bewegung haben. Und so bietet Metabolic Balance® allen Interessierten auch ein spezielles Bewegungsprogramm an, das von mir und dem Fitnessexperten Holger Westebaum gemeinsam entwickelt wurde. Das Trainingsprogramm beinhaltet nach einer Aufwärmphase unter anderem Kräftigungsübungen für Oberschenkel, Gesäß, Arme, Schultern, Rücken- und Bauchmuskulatur. Alle Übungen sind leicht nachzumachen und sowohl für Trainierte wie auch für Untrainierte geeignet. Viele angeschlossene Fitnesscenter bieten dieses Programm auch für Metabolic-Balance®-Teilnehmer an.

Diabetiker profitieren vom Sport

Abgesehen davon, dass es Spaß macht in Bewegung zu sein und seinen Körper zu spüren, ist für Diabetiker die regelmäßige Bewegung wichtig, da sie durch die Steigerung der körperlichen Aktivität auch

Diabetes günstig beeinflussen können, denn Bewegung lässt das körpereigene Insulin besser wirken und senkt dadurch den Blutzucker. Besonders wichtig ist ein regelmäßiges Bewegungsprogramm für Diabetiker, die gleichzeitig an dem Metabolischen Syndrom leiden bzw. stark übergewichtig sind, oder bereits Durchblutungsstörungen haben. Regelmäßige Bewegung verbessert die Durchblutung mehr als Tabletten oder Infusionen, denn Sport wirkt sich positiv auf den Fettstoffwechsel und den Blutdruck aus, hält Ihr Herz-Kreislauf-System in Schwung und wirkt vorbeugend gegen Durchblutungsstörungen aller Art. Durch regelmäßiges Training senken Sie somit auch das Risiko, Spätfolgen zu erleiden. Und natürlich gilt auch für Diabetiker: Wer rastet – der rostet!

Diabetes Typ 2 wirkt sich u.a. auch negativ auf die Erektionsfähigkeit aus.

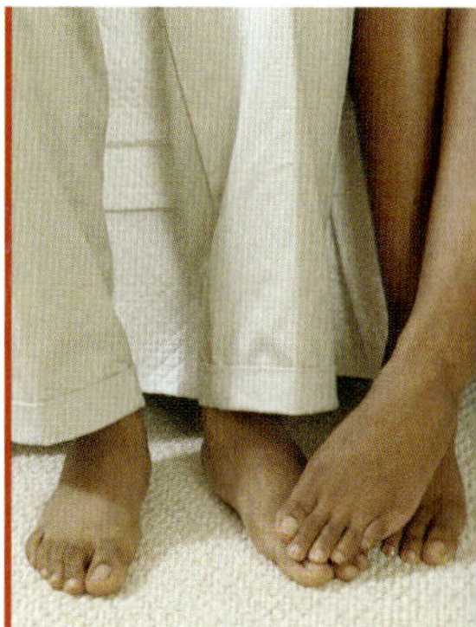

Männer, die täglich ein Glas Wein trinken, sollen sexuell am leistungsfähigsten sein, sagt der Volksmund. Bei einer Diabetes-Erkrankung sollte allerdings der Arzt entscheiden, ob das Gläschen Wein auch wirklich angesagt sein darf.

Welche Sportarten sind besonders geeignet?

Ideal sind Ausdauersportarten wie Joggen, Walking, Schwimmen und Aquajogging oder Radfahren. Keine Angst, Sie müssen jetzt nicht zum Marathonläufer werden! Auch Aktivitäten wie Gartenarbeit, Hausarbeit, flotte Spaziergänge, Tanzen oder Treppensteigen können einen günstigen Effekt auf Ihre Gesundheit haben, vorausgesetzt, dass Sie wenigstens zweimal pro Woche für eine gute Stunde aktiv sind.

Sex und Diabetes

Zum Spaß am Leben gehören nicht nur Bewegung und Fitness, sondern auch ein gesundes Sexualleben. Und schon deswegen ist es wichtig, den Insulin- und Zuckerspiegel niedrig zu halten. Denn eine langfristige Überzuckerung (Hyperglykämie) kann speziell beim Mann das Verlangen nach Sex dämpfen, die Erektionsfähigkeit herabsetzen und auch Pilzerkrankungen am Penis bewirken. Sex ist ein bisschen wie Fitness: Es strengt an, und der Körper verbraucht

Glukose. Dadurch wird der Blutzuckerspiegel herabgesetzt, was sich wiederum günstig auf den Insulinspiegel auswirkt. Ist es beim Diabetes-Patienten zu Nervenschädigungen gekommen, so kann dies auch Auswirkungen auf die Blutgefäße des Schwellkörpers und damit auf die Potenz haben. Sexuelle Erregbarkeit und Durchhaltevermögen lassen dann meist nach. Man nennt dies »erektile Dysfunktion«. Das bedeutet, dass der Mann keine Penissteife erlangt oder diese nicht über einen längeren Zeitraum durchhalten kann. In diesem Fall kann es ratsam sein, den Arzt auf ein entsprechendes Medikament anzusprechen. Nicht selten kommt es auch dann zu sexuellen Problemen, wenn neben Diabetes noch eine Herzerkrankung besteht. Deswegen ermutigt unter anderem die amerikanische Herzgesellschaft Herzpatienten dazu, ihr Sexualleben wieder aufzunehmen, sogar dann, wenn bereits ein Herzinfarkt vorlag. Denn laut Studien ist die sexuelle Aktivität nicht anstrengender als eine Fahrradtour und dazu angetan, die Rehabilitation nach einem Herzinfarkt zu unterstützen. In jedem Fall gilt: Sprechen Sie mit einem Arzt Ihres Vertrauens über Ihr sexuelles Problem, denn Potenzstörung muss genau wie Diabetes selbst nicht als schicksalhaft hingenommen werden.

Durch die Regulierung des Stoffwechsels erlangt der Körper seine Fähigkeit wieder, sich selbst zu steuern. Deshalb können dann viele Medikamente, in Absprache mit dem Arzt, in der Dosierung verringert bzw. ganz abgesetzt werden.

Kleine Weisheiten am Rande

Aus den zahlreichen Studien zum Thema Erektionsstörungen lassen sich auch einige Erkenntnisse ableiten, wie es beispielsweise die Folgenden sind:

- Sportlich inaktive Männer und Extremsportler leiden stärker unter Erektionsstörungen, als solche, die ein regelmäßiges, moderates Fitnessprogramm machen.
- Ein hoher Alkoholkonsum begünstigt Erektionsstörungen.
- Männer mit rundem Bauch leiden häufiger unter Erektionsstörungen als Männer mit Waschbrettbauch.

Schwangerschaft und Diabetes

Grundsätzlich ist nichts dagegen einzuwenden, als Diabetikerin schwanger zu werden. Aus dem Blickwinkel der Medizin werden Schwangerschaften von Diabetikerinnen zwar nach wie vor als Risikoschwangerschaften eingestuft, eine gute Vorbereitung kann jedoch den risikofreien Verlauf positiv beeinflussen. So ist es dank des Metabolic-Balance®-Programms nun auch für jede Frau mit Kinderwunsch möglich, bereits lange Zeit vor der Befruchtung dafür zu sorgen, dass der Stoffwechsel harmonisiert und Blutzucker- und Insulinspiegel im grünen Bereich sind.

Es ist auch angebracht, nach der Geburt beim Neugeborenen eine Blutzuckerkontrolle durchzuführen. Doch dies ist eine reine Vorsichtsmaßnahme, denn Diabetes im Säuglingsalter kommt höchst selten vor.

Kinder von Diabetikerinnen sind recht schwer

Selbstverständlich ist es wichtig, auch während der gesamten Schwangerschaft weiter mit Metabolic Balance® dabei zu bleiben. Ist es schon bei einer normalen Schwangerschaft nicht nötig, für zwei zu essen, so erst recht nicht bei einer Diabetiker-Schwangerschaft. Kontrollieren Sie aber regelmäßig Ihre Blutzuckerwerte, ab der 20. Woche auch häufiger als bisher, immer mit dem Ziel, den Blutzucker konstant zu halten. Ab der 32. Schwangerschaftswoche kann es ratsam sein, eine intensivere Überwachung durch den behandelnden Frauenarzt vornehmen zu lassen. In seltenen Fällen kann auch ein stationärer Aufenthalt in einer Klinik sinnvoll sein. Um auf der sicheren Seite zu sein, sollte die Entbindung nicht zu Hause, sondern in einer Klinik vorgenommen werden, damit im Notfall alle Möglichkeiten der Medizin ausgeschöpft werden können. Babys von Diabetikerinnen haben meistens ein höheres Geburtsgewicht und wiegen nicht selten um die 4 500 Gramm. Das kann dazu führen, dass ein Kaiserschnitt notwendig wird, der naturgemäß nur in einer Klinik durchgeführt werden kann.

Raffiniert, schnell und unkompliziert –
und dabei voller Genuss, so sind die neuen
Rezepte von Metabolic Balance®.

Rezepte für Diabetiker

Metabolic-Balance®-Rezepte,
immer für eine Portion

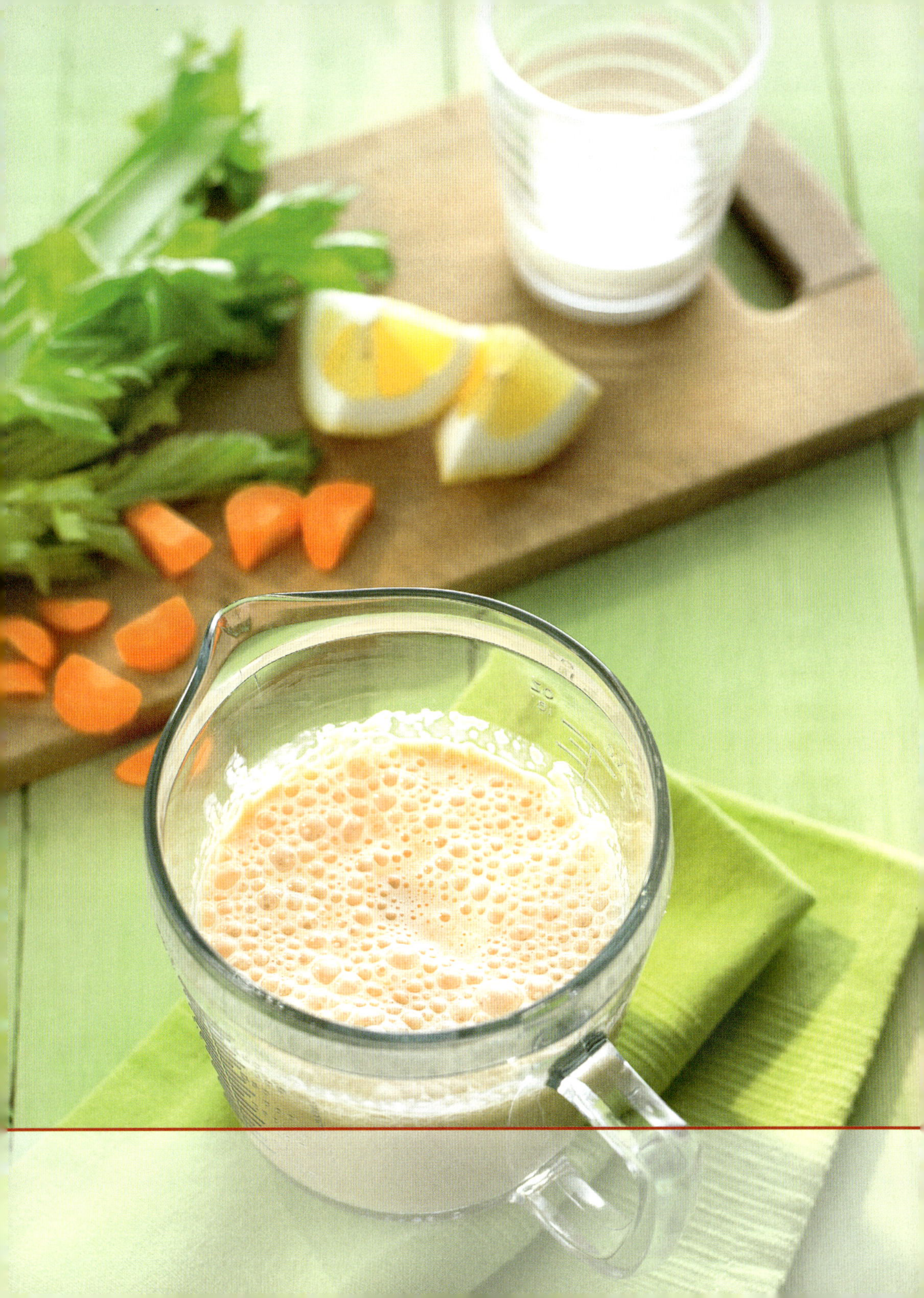

Frühstücksideen

Eine Ernährungsumstellung nach Metabolic Balance® äußert sich schon in kurzer Zeit in Gewichtsreduktion, da dem Körper mit drei Mahlzeiten am Tag genau das zugeführt wird, was er braucht. Nicht mehr und nicht weniger. Deshalb sollten Sie unbedingt die drei Mahlzeiten einhalten und nicht etwa das Frühstück ausfallen lassen und dafür mittags mehr essen. Es geht ja darum, die Blutzucker- und Insulinspiegel keinen großen Schwankungen auszusetzen, und das gelingt nur, wenn Sie das Frühstück so früh einnehmen, dass Sie nach fünf Stunden zu Mittag essen können.

Gemüsecocktail mit Milch (Foto Seite 129)

Für 1 Portion
1 Portion Gemüse (Staudensellerie, Möhre)
1 TL Zitronensaft
1 Portion Milch
Salz
Pfeffer

Zubereitung

1. Den Sellerie waschen und putzen, dabei das zarte Selleriegrün abtrennen und beiseitelegen. Die Möhre waschen, putzen und schälen. Beides in kleine Stücke schneiden.

2. Die Sellerie- und Möhrenstücke mit dem Zitronensaft und der Hälfte der Milch in einem Mixer pürieren.

3. Von der restlichen Milch einen Schluck in ein Glas gießen und das Frühstück dann damit beginnen.

4. Die übrige Milch in den Mixer geben und alles nochmals gut durchmixen. Den Drink mit Salz und Pfeffer pikant würzen.

5. Den Gemüsecocktail in ein Glas füllen und mit dem Selleriegrün garnieren.

Info Wenig Kräutersalz und ein Schuss Tabasco verleihen dem Cocktail einen extra Pfiff.

Orangensalat mit Körnermischung

Für 1 Portion

1 Orange

1 Portion Gemüse (Fenchel, Oliven, 1 EL gewürfelte Zwiebel)

1 Portion Körnermischung

1 EL Balsamicoessig

50 ml Gemüsebrühe

Salz, Pfeffer

Zubereitung

1. Die Orange schälen und die weiße Haut abziehen. Das Fruchtfleisch quer in dünne Scheiben schneiden, dabei den austretenden Saft auffangen. Die Kerne entfernen. Den Fenchel waschen, putzen und in sehr feine Streifen schneiden. Die Oliven halbieren.

2. Eine Pfanne ohne Fett erhitzen und die Körnermischung darin unter Rühren rösten, bis sie anfängt zu duften. Herausnehmen und beiseitestellen.

3. Die Orangenscheiben, die Fenchelstreifen und die Oliven auf einen Teller legen und die Zwiebelwürfel darüber streuen. Den Essig, den aufgefangenen Orangensaft und die Gemüsebrühe miteinander verrühren. Das Dressing mit Salz und Pfeffer würzen und über den Salat träufeln. Die Körnermischung daneben anrichten.

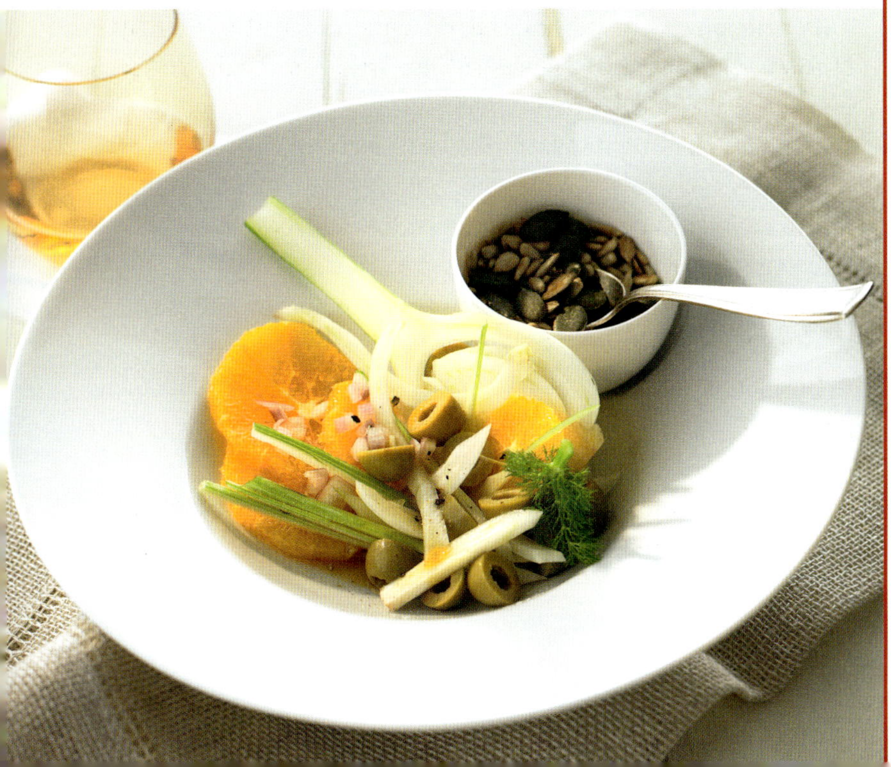

Durch das Anrösten in einer fettfreien Pfanne entwickelt die Körnermischung einen nussigen Geschmack.

Apfel-Sellerie-Rohkost

Für 1 Portion
1 Portion Körnermischung
1 Apfel
1 Portion Gemüse (Knollensellerie, Möhre)
frischer Ingwer
1 EL Balsamicoessig
Salz, Pfeffer
Zitronenmelisse

Zubereitung

1. Eine Pfanne ohne Fett erhitzen und die Körnermischung darin unter Rühren rösten, bis sie anfängt zu duften. Beiseitestellen und abkühlen lassen.

2. Den Apfel waschen und das Kerngehäuse entfernen. Sellerie und Möhre waschen und putzen bzw. schälen. Den Ingwer schälen. Alle vier Zutaten raspeln oder in hauchdünne Scheiben schneiden. Die Rohkost vermischen und mit Essig, Salz und Pfeffer würzen.

3. Die Zitronenmelisse waschen, trockenschütteln und fein hacken. Den Salat mit der Körnermischung und der Melisse bestreuen.

Auberginencreme

Für 1 Portion
1 Portion Körnermischung
1 Portion Gemüse (Aubergine, 2 schwarze Oliven)
1 Knoblauchzehe
1/2 Zitrone
Salz, Pfeffer

Zubereitung

1. Die Körnermischung in eine Schüssel geben, mit kaltem Wasser bedecken und über Nacht einweichen.

2. Am nächsten Tag den Backofen auf 200 °C (Umluft 180 °C, Gas Stufe 3-4) vorheizen. Die Aubergine waschen, mit einer Gabel einstechen, auf ein Backblech legen, in den heißen Backofen schieben und etwa 40 Minuten backen, bis die Haut Blasen wirft.

3. Inzwischen die Oliven klein hacken. Den Knoblauch abziehen und klein würfeln. Die Zitronenhälfte auspressen.

4. Die Aubergine aus dem Backofen nehmen, häuten und das Fruchtfleisch klein schneiden. Zusammen mit dem Knoblauch, etwas Zitronensaft und der Körnermischung mit einem Mixstab pürieren.

5. Die Auberginencreme mit Salz und Pfeffer würzen. Die Oliven darüber geben und alles mit dem restlichen Zitronensaft beträufeln.

Zucchini-Schinken-Röllchen

Für 1 Portion
1 Portion Zucchini
1 EL Balsamicoessig
1 TL frisch gehackter Oregano
Salz, Pfeffer
1/2 Knoblauchzehe
1 Portion gekochter Schinken in Scheiben
Außerdem:
Zahnstocher

Zubereitung

1. Die Zucchini waschen, putzen und längs in je 6 dünne Streifen schneiden. Die Streifen in kochendem Salzwasser etwa 2 Minuten blanchieren, in ein Sieb geben, mit kaltem Wasser abschrecken und erkalten lassen.

2. Für die Sauce Essig, Oregano, Salz und Pfeffer verrühren. Den Knoblauch abziehen und durch eine Knoblauchpresse dazudrücken.

3. Die Schinkenscheiben längs halbieren.

4. Die Zucchinistreifen flach ausbreiten, trockentupfen, mit der Sauce bestreichen und mit je einer halbierten Schinkenscheibe belegen. Die Zucchinistreifen einrollen und mit Zahnstochern feststecken.

Bauernfrühstück

Für 1 Portion
1 Portion Gemüse (Brokkoli, Möhre, Kohlrabi, Porree)
1 EL Balsamicoessig
1 Portion Eier
Salz, Pfeffer
1 EL Schnittlauchröllchen

Zubereitung

1. Das Gemüse waschen und putzen bzw. schälen. Den Brokkoli in kleine Röschen teilen, die Möhre, den Kohlrabi und den Porree in feine Stücke schneiden.

2. Eine Pfanne erhitzen und zunächst Brokkoli und Möhre darin anbraten; nach Bedarf wenig Wasser angießen. Kohlrabi und Porree zufügen und kurz mitbraten. Das Gemüse mit dem Balsamicoessig würzen.

3. Die Eier in eine kleine Schüssel aufschlagen, verquirlen und mit Salz und Pfeffer würzen. Das Ei zu dem Gemüse in die Pfanne geben und unter Rühren vollständig stocken lassen.

4. Das Bauernfrühstück auf einem Teller anrichten und mit den Schnittlauchröllchen garnieren.

Rezepte mit Käse

Die Rezepte von Metabolic Balance® sind immer für eine Portion angegeben, denn jeder Teilnehmer hat seinen persönlichen Ernährungsplan, auf dem auch steht, wie viel Gramm Eiweiß bzw. Gemüse er pro Mahlzeit verzehren soll. Die Gewichtsangaben beziehen sich auf geputzte Ware, dennoch beschreiben die Rezepte das Waschen und Putzen der Lebensmittel, damit auch Kochunerfahrene die einfachen Handgriffe vor der eigentlichen Zubereitung durchführen.

Brokkoli mit Mozzarellawürfeln

Für 1 Portion
1 TL Salz
2 Knoblauchzehen
1 Portion Gemüse (Brokkoli, Möhre, Avocado)
1 Portion Roggenknäckebrot
1 Portion Mozzarella
Salz, Pfeffer
1 EL gehackte Petersilie

Zubereitung

1. In einem Topf reichlich Wasser mit dem Salz aufkochen. Den Knoblauch abziehen und zufügen. Den Brokkoli waschen, Blätter und Strunk entfernen. Brokkoli in das kochende Wasser geben und zugedeckt bei schwacher Hitze in etwa 12 Minuten garen.

2. Die Möhre waschen, putzen, schälen und in kleine Würfel schneiden. Das Knäckebrot mit einem Mixstab zu Mehl verarbeiten. Mozzarella in kleine Würfel schneiden. Die Avocado halbieren, 1 Esslöffel Fruchtfleisch entnehmen und mit einer Gabel zerdrücken.

3. Das Avocadomus in einer Pfanne erhitzen und die Möhrenwürfel und das Roggenmehl darin unter ständigem Rühren 5 Minuten braten. Mit Salz und Pfeffer würzen und etwas abkühlen lassen. Die Käsewürfel unter die Möhren rühren.

4. Brokkoli aus dem Garsud heben, vierteln und auf einer Platte anrichten. Käsemischung darüber geben. Mit Petersilie anrichten.

Tipp Statt Möhre Zucchini verwenden.

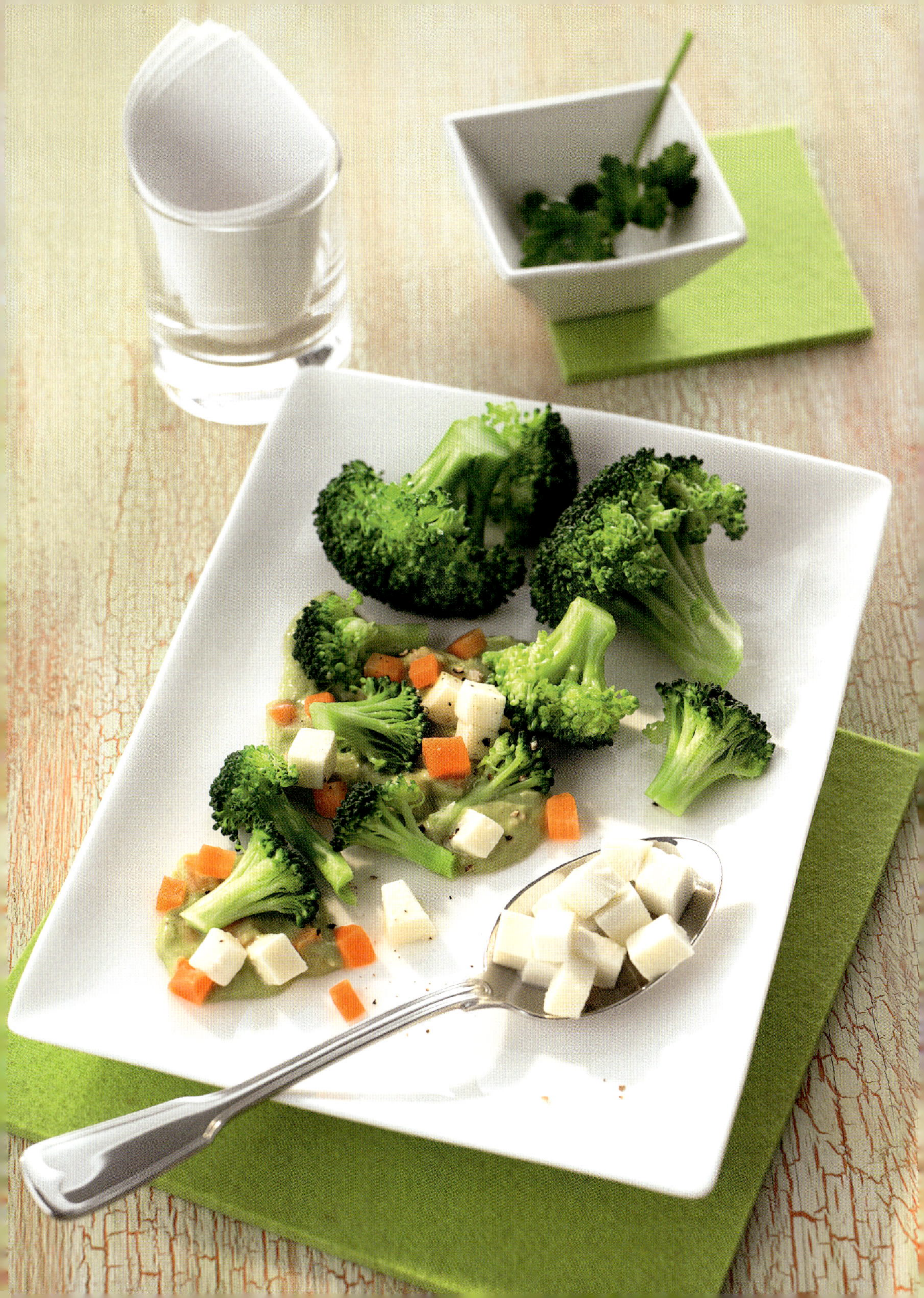

Gemüsesticks mit Schafskäse-Dip

Für 1 Portion

1 Portion Gemüse (Paprikaschote, Staudensellerie, Möhre, Kohlrabi)

1 Portion Schafsfrischkäse

edelsüßes Paprikapulver

scharfes Paprikapulver

Salz

1 EL Schnittlauchröllchen

1 EL Gartenkresse

Zubereitung

1. Backofen auf 200 °C (Umluft 180 °C, Gas Stufe 3-4) vorheizen. Die Paprikaschote waschen und im Backofen 20 Minuten backen, bis sich die Haut stellenweise dunkelbraun verfärbt und Blasen wirft.

2. Inzwischen Staudensellerie, Möhre und Kohlrabi waschen, putzen bzw. schälen und in Stifte schneiden.

3. Die heiße Paprikaschote in einen Gefrierbeutel geben, diesen verschließen und die Schote abkühlen lassen. Die Haut abziehen, die Stielansätze, die Kerne und die Trennwände entfernen. Das Fruchtfleisch der Paprikaschote in Stücke schneiden.

4. Käse und Paprikastücke mit einem Mixstab cremig pürieren. Mit Paprikapulver und Salz würzen. Den Schnittlauch untermischen.

5. Die Kresse in einem Sieb abbrausen und abtropfen lassen. Den Dip mit der Kresse garnieren und die Gemüsesticks dazu reichen.

Schwarzwurzeln mit Fetasauce

Für 1 Portion

1 Portion Schwarzwurzeln

1 Portion Schafskäse nach Fetaart

200 ml Gemüsebrühe

1/2 Zitrone

1 EL gemischte Kräuter

Salz

grob gemahlener Pfeffer

frisch geriebene Muskatnuss

Zubereitung

1. Schwarzwurzeln waschen, putzen, schälen und zugedeckt in Salzwasser bei schwacher Hitze in etwa 15 Minuten bissfest garen. Abgießen und abschrecken. Schälen und in Stifte schneiden.

2. Den Käse klein würfeln. Brühe und Käse bei schwacher bis mittlerer Hitze unter Rühren erhitzen, aber nicht aufkochen lassen. Die Schwarzwurzeln in die Sauce geben und darin erhitzen.

3. Den Saft der Zitrone auspressen und zum Gemüse geben. Die Kräuter zufügen und alles gut verrühren. Mit Salz, Pfeffer und Muskatnuss würzen.

Gefüllte Zucchini mit Gemüsequark

Für 1 Portion

1 Portion Gemüse (Paprikaschote, 1 EL gewürfelte Zwiebel, Zucchini)

1 Knoblauchzehe

1 Portion Quark

1 EL gehackte Petersilie

1 EL Schnittlauchröllchen

Salz, Pfeffer

Paprikapulver

Zubereitung

1. Die Paprikaschote waschen, putzen und in sehr kleine Würfel schneiden. Den Knoblauch abziehen und fein hacken.

2. Den Quark mit Paprika, Zwiebel, Petersilie und Schnittlauch verrühren. Nach Bedarf etwas Wasser hinzugeben, damit die Füllung cremig wird. Mit Salz, Pfeffer und Paprikapulver würzen.

3. Backofen auf 200 °C (Umluft 180 °C, Gas Stufe 3-4) vorheizen.

4. Die Zucchini waschen, halbieren, aushöhlen und mit dem gewürzten Quark füllen. Die Zucchini in eine feuerfeste Form setzen und etwas Wasser dazugeben. Die Form in den heißen Backofen stellen und die Zucchini etwa 20 Minuten garen.

Tipp Die Paprikaschote statt der Zucchini füllen.

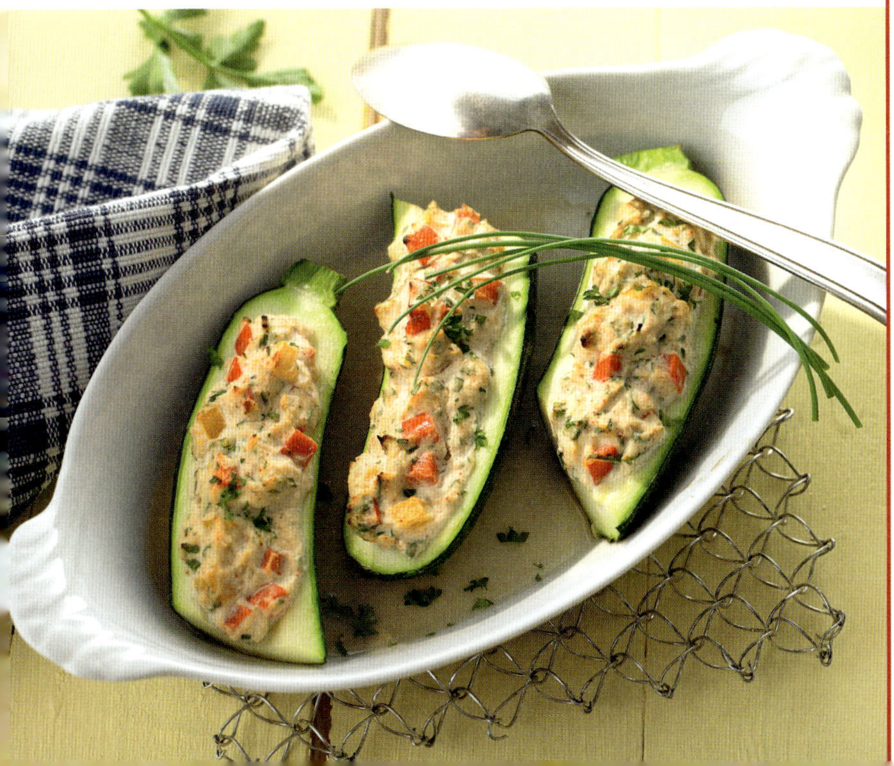

Die Zucchini behalten einen angenehmen Biss, wenn sie im Backofen garen.

Rezepte mit Fisch

Mit Fisch lässt es sich äußerst kreativ und geschmackvoll kochen. Die Zubereitungszeiten sind in der Regel angenehm kurz, so dass der Zeitaufwand gering ist. Fettarmes Garen ist bei Fischgerichten problemlos machbar, etwa durch Garziehen in Flüssigkeit, Dämpfen über Wasserdampf oder, in Alufolie verpackt, Erhitzen im Backofen.

Seeteufel-Porree-Pfanne

Für 1 Portion

1 Portion Seeteufelfilet
Salz
1 Portion Porree
1 Apfel
1 Knoblauchzehe
frischer Ingwer
150 ml Gemüsebrühe
1 EL Currypulver
1 EL gehacktes Koriandergrün

Zubereitung

1. Das Fischfilet waschen, trockentupfen, in Würfel schneiden und leicht salzen. Den Porree waschen, putzen und schräg in 1 Zentimeter breite Scheiben schneiden.

2. Den Apfel waschen, schälen, vierteln und das Kerngehäuse entfernen. Die Apfelviertel quer in Scheiben schneiden. Den Knoblauch abziehen, den Ingwer schälen und beides sehr klein würfeln.

3. Eine Pfanne erhitzen und Knoblauch und Ingwer darin mit etwas Gemüsebrühe andünsten. Den Porree dazugeben und etwa 3 Minuten mitdünsten. Currypulver zufügen und kurz anschwitzen.

4. Die Apfelstücke in der Currymischung anbraten. Mit der restlichen Gemüsebrühe aufgießen. Aufkochen und zugedeckt bei schwacher Hitze etwa 5 Minuten schmoren lassen.

5. Die Fischwürfel untermischen und etwa 5 Minuten ziehen lassen. Das Gericht mit Salz würzen. Das Koriandergrün darüber streuen.

Info Die Metabolic-Balance®-Empfehlung, einen Apfel pro Tag zu essen, erfährt hier eine interessante Abwechslung. Kurz mitgedünstet, gibt der Apfel dem Fisch einen fruchtigen Akzent.

Forellencreme auf Feldsalat

Für 1 Portion

1 Portion geräuchertes Forellenfilet
1 Knoblauchzehe
1 TL Kapern
Salz, Pfeffer
1 Portion Gemüse (Feldsalat, 1/2 Tomate)
1 EL Balsamicoessig
1 Zweig Dill

Zubereitung

1. Das Forellenfilet von eventuell vorhandenen Gräten und der Haut befreien und in grobe Stücke teilen. Knoblauch abziehen und klein schneiden. Fisch, Knoblauch und Kapern in einem Mixer pürieren. Mit Salz und Pfeffer würzen und die Creme kalt stellen.

2. Den Feldsalat waschen, putzen und trockenschleudern. Die Tomate klein würfeln. Beides auf einem Teller anrichten.

3. Den Balsamicoessig mit Salz und Pfeffer verrühren. Den Salat mit dem Dressing beträufeln. Den Dill waschen und trockenschütteln.

4. Von der Forellencreme mit einem Löffel Nocken abstechen, auf den Salat setzen und mit dem Dill garnieren.

Kabeljau mit Gurken-Estragon-Sauce

Für 1 Portion

1 Portion Kabeljaufilet
1 Portion Gemüse (Blumenkohl, Schmorgurke)
1 Lorbeerblatt
Salz
2 schwarze Pfefferkörner
200 ml Gemüsebrühe
1 Zweig Estragon
1 TL frisch geriebener Meerrettich

Zubereitung

1. Kabeljaufilet kalt waschen und trockentupfen. Blumenkohl waschen, putzen und in Röschen teilen. 200 Milliliter Wasser, Lorbeerblatt, Salz und Pfeffer aufkochen. Fisch und Blumenkohl zufügen und zugedeckt bei schwacher Hitze 15 Minuten gar ziehen lassen.

2. Die Gurke waschen, schälen und längs halbieren. Die Kerne herauskratzen und das Fruchtfleisch in 1 Zentimeter dicke Stücke schneiden. Die Gemüsebrühe mit dem Estragon in einem Topf aufkochen und die Gurkenstücke darin 10 Minuten offen garen.

3. Blumenkohl aus dem Sud nehmen und zur Gurke geben. Meerrettich unterrühren und den Topfinhalt zu einer Sauce pürieren.

4. Den Fisch aus dem Sud heben und auf einem Teller anrichten. Die Gurken-Estragon-Sauce auf dem Fisch verteilen.

Shrimps-Rucola-Salat mit Avocado

Für 1 Portion

1/2 EL Balsamico-essig
1 TL frischer Meerrettich
Salz, Pfeffer
50 ml Gemüsebrühe
1 Portion Shrimps
1 Portion Gemüse (Rucola, Salat, 1/4 Avocado)
1 TL Zitronensaft
Dill

Zubereitung

1. Für die Marinade Essig, Meerrettich, Salz, Pfeffer und Gemüsebrühe in einer Schüssel verrühren.

2. Die Shrimps unter fließendem kaltem Wasser waschen, abtropfen lassen und mit der Marinade vermischen. Im Kühlschrank zugedeckt etwa 20 Minuten ziehen lassen.

3. Die Rucola- und Salatblätter waschen, trockenschwenken und nach Bedarf grob zerpflücken. Beide Salate mit den Shrimps und der Marinade auf einem Teller dekorativ anrichten.

4. Das Avocadoviertel schälen, mit der Höhlung nach unten auf ein Brett legen und schräg in dünne Scheiben schneiden. Die Avocadoscheiben fächerförmig neben den Salat mit den Shrimps legen und mit Zitronensaft beträufeln. Den Salat mit Dill garnieren.

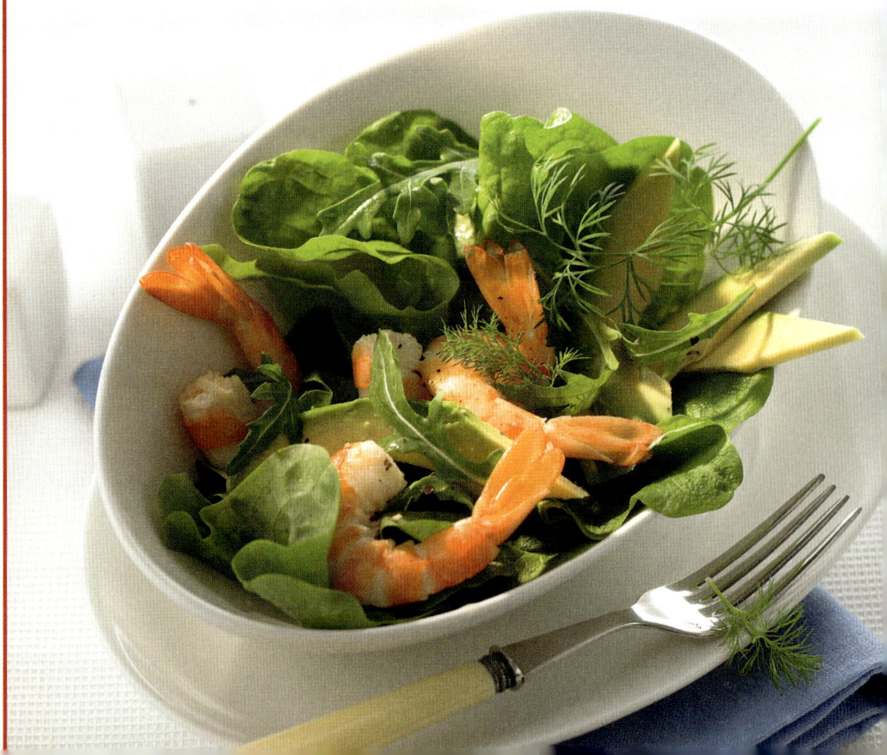

Shrimps und Rucola mit Avocado – eine edle Kombination.

Gedämpfter Steinbutt auf Gemüse

Für 1 Portion

- 1 Portion Steinbuttfilet
- Salz, Pfeffer
- 1 Portion Gemüse (Frühlingszwiebel, Zucchini, Champignons)
- 1 EL gehackte Petersilie
- Kardamompulver
- 1/2 unbehandelte Zitrone
- 1/8 l Gemüsebrühe
- 1 Lorbeerblatt
- 1/2 TL Pfefferkörner

Zubereitung

1. Das Steinbuttfilet unter kaltem Wasser waschen, trockentupfen und mit Salz und Pfeffer würzen.

2. Frühlingszwiebel waschen, putzen und in Ringe schneiden. Zucchini waschen und putzen. Champignons sauber reiben und die Stielenden kürzen. Zucchini und Pilze in Scheiben schneiden.

3. Das Fischfilet in einen Dämpfeinsatz legen. Gemüse und Petersilie darauf verteilen. Mit Kardamom, Salz und Pfeffer würzen. Zitrone waschen, in dünne Scheiben schneiden und darauf legen.

4. Die Brühe mit dem Lorbeerblatt und den Pfefferkörnern in einem Wok aufkochen und den Dämpfeinsatz hineinstellen. Fisch und Gemüse zugedeckt 20 Minuten dämpfen.

Garnelensalat mit Gemüse

Für 1 Portion

- 1 Portion Gemüse (Staudensellerie, Möhre)
- 1 Portion geschälte gegarte Garnelen
- 50 ml Gemüsebrühe
- 1 EL Zitronensaft
- Salz, Pfeffer
- 1 EL gehackte Petersilie

Zubereitung

1. Sellerie waschen, putzen und in dünne Scheiben schneiden, das zarte Selleriegrün beiseitelegen. Möhre waschen, schälen und in feine Streifen schneiden.

2. Die Garnelen in einem Sieb kalt waschen und abtropfen lassen.

3. Die Brühe leicht erwärmen. Zitronensaft, Salz und Pfeffer in einer Salatschüssel verrühren. Die Brühe darunter mischen.

4. Gemüse, Petersilie und Garnelen in die Salatschüssel geben und mit dem Dressing mischen. Den Salat zugedeckt an einem kühlen Ort, aber nicht im Kühlschrank, etwa 2 Stunden ziehen lassen.

5. Vor dem Servieren durchmischen und abschmecken. Selleriegrün klein schneiden und über dem Salat verteilen.

Lachsfilet mit Kräuterspinat (Foto)

Für 1 Portion
1/2 unbehandelte Zitrone
1 Portion Lachsfilet
Salz, Pfeffer
1 Portion Spinat
1/2 Knoblauchzehe
Kräuter der Provence
Außerdem:
Alufolie

Zubereitung

1. Backofen auf 200 °C (Umluft 180 °C, Gas Stufe 3-4) vorheizen.

2. Zitrone heiß waschen, trockenreiben und in Scheiben schneiden. Lachsfilet kalt waschen, trockentupfen, salzen und pfeffern. Auf ein Stück Alufolie setzen und die Zitronenscheiben darauf verteilen. Die Folie zusammenfalten. Fisch im Backofen etwa 25 Minuten garen.

3. Spinat waschen, in Streifen schneiden und mit 2 Esslöffeln Wasser in einem Topf bei mittlerer Hitze 10 Minuten garen. Den Knoblauch abziehen und durch eine Knoblauchpresse dazudrücken. Die Kräuter zufügen. Den Spinat weitere 5 Minuten garen. Nach Geschmack salzen. Auf einem vorgewärmten Teller anrichten.

4. Den Fisch aus dem Backofen nehmen und die Alufolie vorsichtig von oben öffnen. Lachsfilet herausheben und auf den Spinat setzen. Den Saft aus dem Päckchen darüber geben.

Blattsalate mit Lachs-Kerbel-Würfeln

Für 1 Portion
1 Portion Gemüse (Feldsalat, Eichblattsalat, Radicchio, 1/2 reife Tomate)
1 EL Balsamicoessig
Salz, weißer Pfeffer
50 ml Gemüsebrühe
1 Portion Lachsfilet
1/2 Hand voll frischer Kerbel

Zubereitung

1. Salate in Blätter zerteilen, waschen, trockenschwenken und nach Bedarf in mundgerechte Stücke zupfen. Die Tomate ohne Stielansatz würfeln. Essig salzen und pfeffern und die Brühe unterschlagen.

2. Lachs kalt waschen, trockentupfen und würfeln. Kerbel waschen und die Blätter abzupfen. Beides vermischen, salzen und pfeffern.

3. Eine Pfanne erhitzen und den Lachs darin bei mittlerer Hitze etwa 4 Minuten rundum braten. Nach Bedarf etwas Wasser dazugeben.

4. Die Blattsalate mit dem Dressing mischen und auf einen Teller geben. Die Tomaten- und Lachswürfel darauf anrichten.

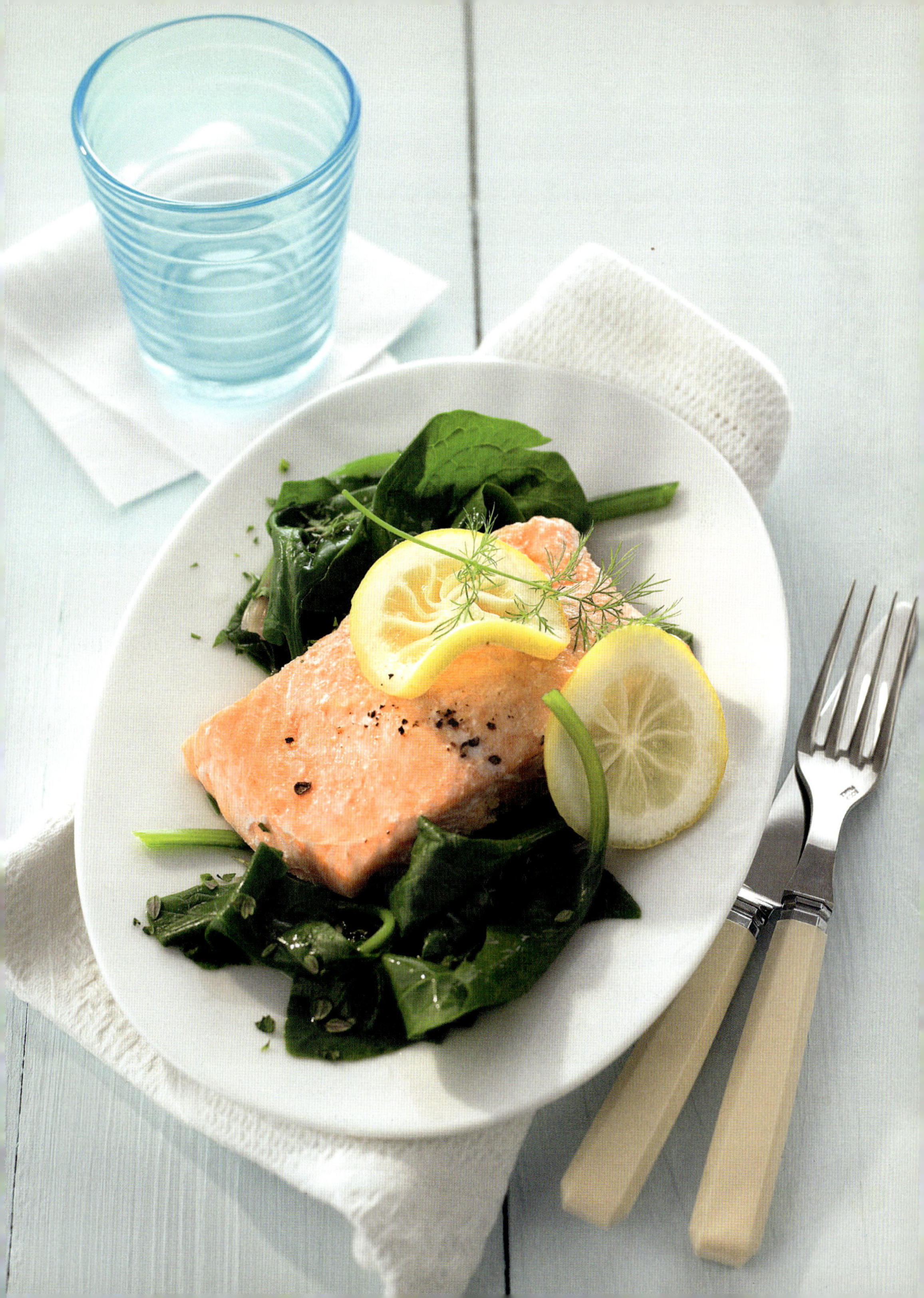

Rezepte mit Fleisch und Geflügel

Garen ohne Fett gelingt problemlos in beschichteten Pfannen und Töpfen. Statt Öl, das ja bei Metabolic Balance® während der Stoffwechselumstellung in der strengen Phase 2 nicht zugelassen ist, kann man etwas Wasser zum Gargut geben und nach Bedarf einen Deckel auflegen, damit das Fleisch im eigenen Saft dünsten kann.

Rinderfilet mit Petersilie-Pilz-Sauce

Für 1 Portion
1 Portion Rinderfilet
Salz, Pfeffer
1 Portion Gemüse (Pastinake, Steinpilze, Schalotte)
200 ml Gemüsebrühe
1 Knoblauchzehe
1 Bund Petersilie

Zubereitung

1. Rinderfilet kalt abwaschen, trockentupfen und mit Salz und Pfeffer einreiben. Pastinake waschen, putzen und in Scheiben schneiden.

2. Das Fleisch und die Pastinake in der Brühe aufkochen, die Hitzezufuhr reduzieren und alles knapp unter dem Siedepunkt 20 Minuten zugedeckt garen. Das Fleisch nach der Hälfte der Garzeit wenden, falls es nicht von der Flüssigkeit bedeckt ist.

3. Steinpilze mit Küchenkrepp feucht abreiben, putzen und klein schneiden. Schalotte abziehen und fein würfeln. Knoblauch abziehen. Petersilie waschen, trockenschütteln und fein hacken.

4. Schalotten in einer Pfanne glasig dünsten. Den Knoblauch dazudrücken, die Pilze zufügen und dünsten, bis die Flüssigkeit, die sich dabei bildet, beinahe verdunstet ist. Petersilie untermischen.

5. Die Pastinaken aus dem Garsud nehmen, pürieren und mit etwas Gemüsesud zu den Pilzen geben. Die Sauce etwas einkochen lassen, salzen und pfeffern. Das Rinderfilet aus dem Garsud nehmen und in Scheiben schneiden. Mit der Sauce übergießen.

Rindermedaillons mit Kohlrabi

Für 1 Portion
- 1 Portion Rindermedaillons
- 1 Portion Gemüse (Kohlrabi, Frühlingszwiebel)
- Salz, Pfeffer
- 150 ml Gemüsebrühe
- 1/2 TL abgeriebene unbehandelte Zitronenschale
- frisch geriebene Muskatnuss
- 1 EL gehacktes Basilikum

Zubereitung

1. Rindermedaillons in 2 Zentimeter dicke Scheiben schneiden. Kohlrabi waschen, schälen und mit einem Gurkenhobel in feine Scheiben schneiden. Frühlingszwiebel waschen und in Ringe schneiden.

2. Frühlingszwiebel in einer Pfanne kurz anbraten. Kohlrabi zugeben, leicht salzen und 2 Minuten mitbraten. Brühe aufgießen. Mit Zitronenschale und Muskatnuss würzen. Zugedeckt 2 Minuten dünsten. Zur Seite ziehen, Basilikum untermischen, salzen und pfeffern.

3. Eine gusseiserne Pfanne erhitzen und das Fleisch auf beiden Seiten 3 bis 5 Minuten braten. Salzen und pfeffern. Das Kohlrabigemüse auf einem Teller anrichten und die Medaillons darauf geben.

Zitronenkalbsragout mit Zucchini

Für 1 Portion
- 1 Portion Kalbfleisch
- 1 unbehandelte Zitrone
- 1 TL Kräuter der Provence
- 1 Portion Gemüse (1/2 Tomate, Schalotte, Zucchini)
- 1 Knoblauchzehe
- 50 ml Gemüsebrühe
- 1 Messerspitze gemahlener Zimt
- Salz, Pfeffer
- 1/2 Bund Petersilie

Zubereitung

1. Das Fleisch in 2 Zentimeter große Stücke schneiden. Zitrone heiß abwaschen, die Schale abreiben und den Saft auspressen. Fleisch, Schale, Saft und Kräuter vermischen. 10 Minuten ziehen lassen.

2. Die Tomate quer halbieren. Die Schalotte und den Knoblauch abziehen und in feine Scheiben schneiden.

3. Das Fleisch bei starker Hitze kräftig anbraten. Schalotten- und Knoblauchscheiben zufügen und anschwitzen. Tomate und Brühe zugeben. Mit Zimt, Salz und Pfeffer würzen. Zugedeckt etwa 30 Minuten bei schwacher Hitze schmoren lassen.

4. Zucchini waschen und putzen. Erst längs halbieren, dann quer in dünne Scheiben schneiden. Unter das Ragout mischen und 10 Minuten mitschmoren. Petersilie waschen, hacken und darüber streuen.

Schweinefilet mit Möhren und Ingwer

Für 1 Portion
1 Knoblauchzehe
1/2 grüne Chilischote
frischer Ingwer
25 ml Gemüsebrühe
1 Portion Schweinefilet
1 Portion Gemüse (Möhre, 1 EL gewürfelte Zwiebel)

Zubereitung

1. Knoblauch abziehen und in dünne Scheiben schneiden. Chilischote putzen und fein hacken. Ingwer schälen und fein reiben. Gemüsebrühe, Knoblauch, Chili und Ingwer miteinander vermischen.

2. Schweinefilet kalt waschen, trockentupfen und in dünne Scheiben schneiden. In die Marinade geben und 1 Stunde kühl stellen.

3. Die Möhre schälen und in dünne Scheiben schneiden. Das Fleisch in einem Sieb abtropfen lassen; dabei die Marinade auffangen.

4. Eine Pfanne erhitzen und das Fleisch darin unter Rühren anbraten. Möhrenscheiben und Zwiebelwürfel zugeben und mitbraten. Die Marinade zufügen. Alles 10 Minuten unter Rühren garen.

Lammgeschnetzeltes mit Mangold

Für 1 Portion
1 Portion Lammfilet
schwarzer Pfeffer
1 TL Thymian
1 Portion Gemüse (Mangold, rote Paprikaschote, 1 EL gewürfelte Zwiebel)
1 Knoblauchzehe
Salz
1/8 l Gemüsebrühe
1/2 TL unbehandelte Zitronenschale

Zubereitung

1. Das Lammfilet kalt abwaschen, trockentupfen und in dünne Streifen schneiden. Mit Pfeffer und Thymian einreiben.

2. Mangold waschen, die Stiele fein würfeln und die Blätter in breite Streifen schneiden. Die Paprikaschote waschen, putzen und in feine Streifen schneiden. Den Knoblauch abziehen und hacken.

3. Eine Pfanne erhitzen und das Lammfleisch darin 4 bis 5 Minuten braun anbraten. Herausnehmen, salzen und warm stellen.

4. Zwiebelwürfel, Mangoldstiele und Paprikastücke in die Pfanne geben und 3 Minuten anbraten. Die Mangoldblätter, Knoblauch, Salz und Pfeffer zufügen und 2 bis 3 Minuten mitgaren. Die Brühe angießen und kurz aufkochen. Das Fleisch zufügen, erhitzen und das Geschnetzelte mit der Zitronenschale würzen.

Aubergine mit Lammbällchen

Für 1 Portion
- 1/2 Knoblauchzehe
- 1 Scheibe Roggenknäckebrot
- 1 Portion Hackfleisch (Lamm)
- Salz, Pfeffer
- Kreuzkümmelpulver
- Cayennepfeffer
- 1 Portion Gemüse (Aubergine, 1 EL gewürfelte Zwiebel, Pizzatomaten)
- 50 ml Gemüsebrühe
- 1/2 TL Oregano
- 1 EL gehackte Petersilie

Zubereitung

1. Knoblauch abziehen und fein hacken. Das Knäckebrot mit einem Handmixer zu Mehl verarbeiten. Roggenmehl und Hackfleisch verkneten. Mit Knoblauch, Salz, Pfeffer, Kreuzkümmel und Cayennepfeffer würzen. Bällchen mit etwa 3 Zentimetern Durchmesser formen.
2. Eine beschichtete Pfanne erhitzen und die Bällchen darin bei mittlerer Hitze rundum anbraten. Beiseitestellen.
3. Die Aubergine waschen, putzen und würfeln. Eine Pfanne erhitzen und die Zwiebel darin glasig dünsten. Die Auberginenwürfel zufügen, 5 Minuten mitbraten und mit der Brühe ablöschen. Pizzatomaten und Oregano unterrühren, salzen und pfeffern. Die Hackbällchen auf dem Gemüse verteilen. Alles zugedeckt 15 Minuten schmoren.
4. Vor dem Servieren die Petersilie über das Gericht streuen.

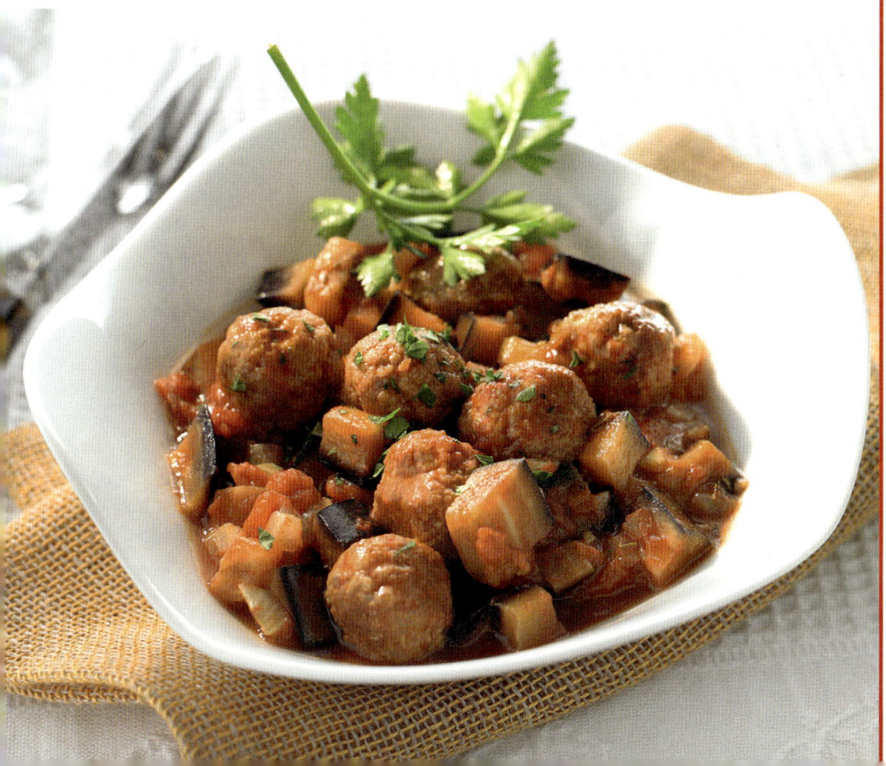

Die Lammhackbällchen auf Aubergine sind gut gewürzt.

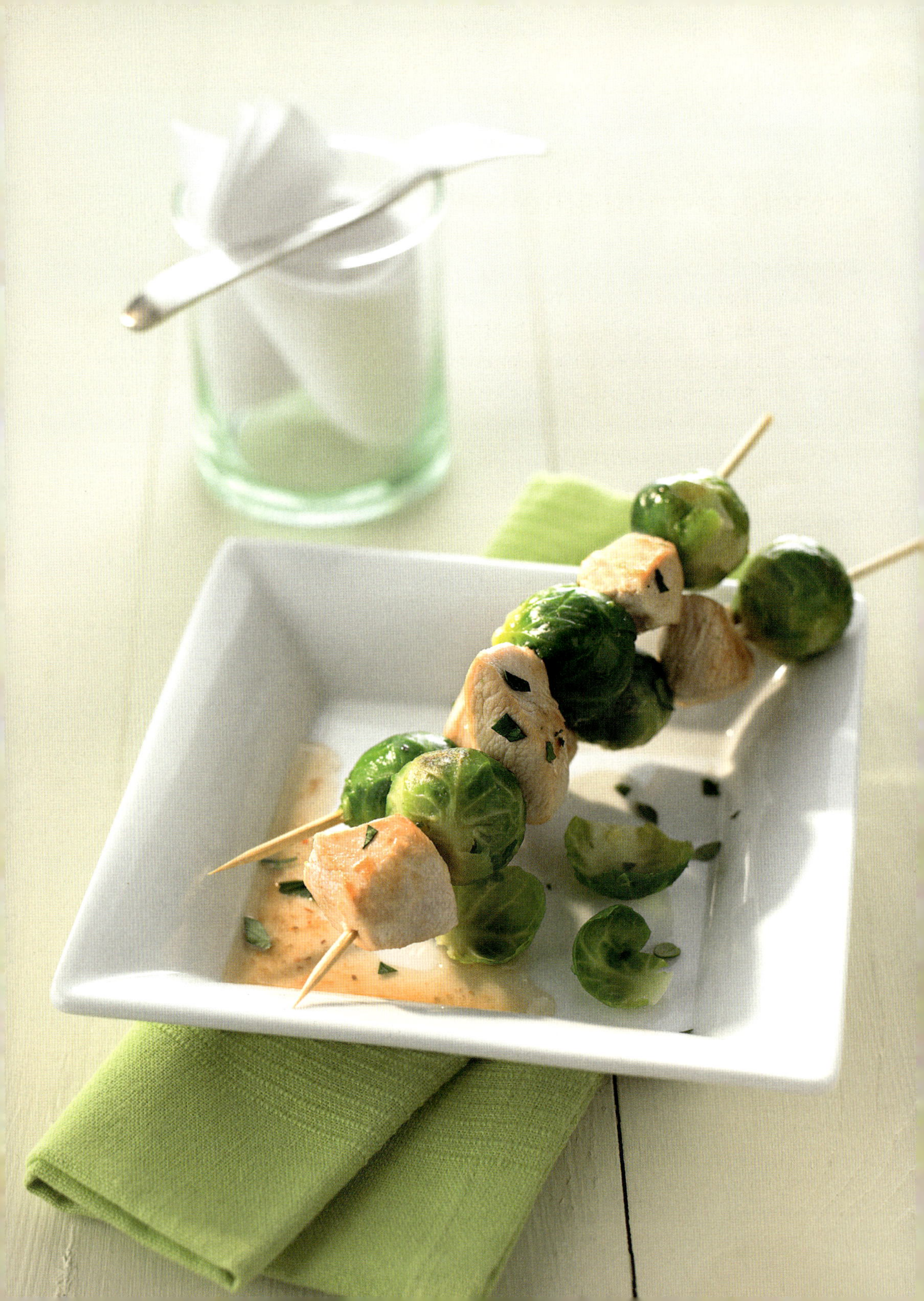

Rosenkohlspieße (Foto)

Für 1 Portion
1 Portion Gemüse (Rosenkohl, 1 EL gewürfelte Zwiebel)
1 Portion Hähnchenbrustfilet
60 ml Gemüsebrühe
1 TL Balsamicoessig
Salz, Pfeffer
frisch geriebene Muskatnuss
1 Zweig Majoran
Außerdem:
Holzspieße

Zubereitung

1. Den Rosenkohl waschen, putzen und in einen Dämpfeinsatz geben. Den Dämpfeinsatz in einen Topf mit etwas Wasser stellen, dieses aufkochen und die Rosenkohlröschen 7 Minuten dämpfen.
2. Das Fleisch in Würfel schneiden und in einer heißen Pfanne rundum anbraten. Bei Bedarf 1 Teelöffel Gemüsebrühe dazugeben.
3. Fleischstücke und Rosenkohlröschen auf Holzspieße stecken.
4. Die Zwiebeln in der Pfanne glasig braten. Die Rosenkohlspieße zugeben und rundum anbraten. Mit der restlichen Brühe und dem Essig ablöschen und zugedeckt bei mittlerer Hitze in 5 Minuten bissfest garen. Mit wenig Salz, Pfeffer und Muskatnuss würzen.
5. Majoran waschen, grob hacken und über das Gericht streuen.

Asiatische Hähnchenpfanne

Für 1 Portion
frischer Ingwer
1/2 Knoblauchzehe
50 ml Gemüsebrühe
1 Portion Hähnchenbrust (ohne Haut)
1 Portion Gemüse (Frühlingszwiebel, Pak-Choi)
1 Portion Aprikosen
gemahlener Galgant
gemahlenes Zitronengras
gemahlener Koriander
Salz
Saft von 1/2 Limette

Zubereitung

1. Ingwer schälen und hacken. Knoblauch abziehen und durch eine Knoblauchpresse drücken. Beides mit 1 Esslöffel Brühe verrühren.
2. Fleisch würfeln und 1 Stunde in der Würzmischung marinieren.
3. Das Gemüse waschen und putzen. Die Frühlingszwiebel in Ringe schneiden und 2 Esslöffel davon beiseitestellen. Pak-Choi klein schneiden. Das Fruchtfleisch der Aprikosen in Streifen schneiden.
4. Eine Pfanne erhitzen und das Fleisch darin stark anbraten. Galgant, Zitronengras, Koriander, Salz, Frühlingszwiebel, Pak-Choi und Aprikosen zugeben und 5 Minuten offen braten. Limettensaft und restliche Brühe zufügen und zugedeckt weitere 5 Minuten garen.
5. Die restlichen Frühlingszwiebelringe über das Gericht streuen.

Rezepte mit Hülsenfrüchten

Bohnen, Linsen und Kichererbsen sind reich an Mineralstoffen, Vitaminen und Ballaststoffen. Bohnen und Kichererbsen müssen vor dem Garen eingeweicht werden. Geschälte Linsen dagegen benötigen keine vorherige Einweichzeit und sind auch schneller gar.

Gemüse-Chili

Für 1 Portion

1 Portion rote Kidneybohnen
2 Lorbeerblätter
Salz
1 Knoblauchzehe
1 Portion Gemüse (Porree, Paprikaschote, 1 EL gewürfelte Zwiebel, Pizzatomaten)
1 TL Chilipulver
1 TL Kreuzkümmelpulver
1 TL Oregano
200 ml Gemüsebrühe
Majoran

Zubereitung

1. Die Bohnen in einer Schüssel mit kaltem Wasser bedecken und über Nacht einweichen.
2. Am nächsten Tag das Wasser abgießen und die Bohnen abtropfen lassen. Die Bohnen in einem Topf mit frischem Wasser bedecken, die Lorbeerblätter und Salz zugeben. Die Bohnen bei starker Hitze aufkochen, die Hitzezufuhr reduzieren und 90 Minuten garen.
3. Nach 45 Minuten die Knoblauchzehe abziehen und fein würfeln. Den Porree waschen, putzen und in dünne Scheiben schneiden. Die Paprikaschote waschen, Stielansatz, Kerne und Trennwände entfernen und das Fruchtfleisch in kleine Stücke schneiden.
4. Einen Topf erhitzen und die Zwiebelwürfel und den Knoblauch darin andünsten. Porreescheiben und Paprikastücke dazugeben und unter Rühren kurz anbraten. Mit Salz, Chilipulver, Kreuzkümmel und Oregano würzen. Die Tomaten zufügen, die Brühe angießen und alles offen 30 Minuten einkochen lassen.
5. Die Bohnen nach ihrer Garzeit abgießen, dabei 4 Esslöffel Kochwasser auffangen. Die Lorbeerblätter entfernen. Die Hälfte der Bohnen mit dem Kochwasser pürieren. Das Püree und die restlichen Bohnen mit dem Gemüse anrichten und mit Majoran garnieren.

Warmer Gemüsesalat mit Bohnen

Für 1 Portion
- 1 Portion Schwarzaugenbohnen
- 1 Portion Gemüse (Mangold, Möhre, Frühlingszwiebel)
- einige Minzeblättchen
- 1/2 TL Oregano
- 1 TL Zitronensaft
- Salz, Pfeffer

Zubereitung

1. Die Bohnen in kaltem Wasser 6 Stunden einweichen.

2. Die Bohnen abtropfen lassen, in einen Schnellkochtopf geben, 250 Milliliter Wasser aufgießen und den Topf verschließen. Die Bohnen aufkochen und unter Druck in 40 Minuten bis 1 Stunde – je nach Packungsangabe – weich kochen. Abgießen und abtropfen lassen.

3. Gemüse waschen und putzen. Die Mangoldblätter in kleine Streifen, die Möhre in dünne Scheiben und die Frühlingszwiebel in feine Ringe schneiden. Minzeblättchen waschen und fein hacken.

4. Eine Pfanne erhitzen und die Bohnen und Möhren unter Rühren 3 Minuten braten. Mangold, Frühlingszwiebel, Minze, Oregano und Zitronensaft untermischen. Mit Salz und Pfeffer würzen.

Bohnenpüree mit Gemüsesticks

Für 1 Portion
- 1 Portion weiße Bohnen
- 250 ml Gemüsebrühe
- 1 Stängel Bohnenkraut
- 1 Lorbeerblatt
- 1 Gewürznelke
- 1 Portion Gemüse (1 EL gewürfelte Zwiebel, Möhre, Gurke, Paprikaschote)
- Salz, Pfeffer
- frisch geriebene Muskatnuss
- Cayennepfeffer

Zubereitung

1. Die Bohnen über Nacht in kaltem Wasser einweichen.

2. Am nächsten Tag die an der Wasseroberfläche schwimmenden Bohnen entfernen und das Wasser abgießen. Die Bohnen in einem Topf mit der Brühe aufkochen. Bohnenkraut, Lorbeerblatt, Gewürznelke und Zwiebelwürfel in den Topf geben. Die Bohnen in etwa 90 Minuten sehr weich kochen.

3. Möhre und Gurke waschen, putzen und in dicke Streifen schneiden. Paprikaschote waschen, putzen und in Streifen schneiden.

4. Die Nelke und das Lorbeerblatt aus dem Topf nehmen. Die Bohnen pürieren. Mit Salz, Pfeffer, Muskatnuss und Cayennepfeffer pikant würzen. Das Bohnenpüree mit den Gemüsesticks anrichten.

Indischer Kichererbsentopf (Foto)

Für 1 Portion

1 Portion Kichererbsen

1 Portion Gemüse (Pastinake, Möhre, 1 EL gewürfelte Zwiebel, 1 EL Pizzatomaten)

1/2 grüne Chilischote

frischer Ingwer

1 EL Zitronensaft

gemahlener Koriander

gemahlener Kreuzkümmel

Cayennepfeffer

Salz

1 TL Garam Masala

Zubereitung

1. Die Kichererbsen über Nacht in kaltem Wasser einweichen. Am nächsten Tag das Wasser abgießen, die Kichererbsen mit frischem Wasser aufkochen und bei mittlerer Hitze etwa 1 Stunde garen.

2. Pastinake und Möhre waschen, putzen, schälen und klein würfeln. Chilischote hacken und mit der Zwiebel in eine Schüssel geben. Ingwer schälen, fein reiben und zugeben. Zitronensaft unterrühren.

3. Die Kichererbsen abtropfen lassen. Eine beschichtete Pfanne erhitzen und die Pastinaken- und Möhrenwürfel darin anbraten. Die Tomaten zufügen und miterhitzen. Koriander, Kreuzkümmel und die Kichererbsen zum Gemüse geben. 150 Milliliter Wasser, Cayennepfeffer, 1/2 Teelöffel Salz und Garam Masala zufügen. Den Eintopf unter gelegentlichem Rühren 10 Minuten kochen.

4. Die Zwiebelmischung aus der Schüssel in den Kichererbseneintopf geben und alles gut verrühren. Lauwarm genießen.

Linsen-Gemüse-Salat

Für 1 Portion

1 Portion Linsen

100 ml Gemüsebrühe

Saft von 1/4 Zitrone

1 EL Balsamicoessig

1 Portion Gemüse (1 EL gewürfelte Zwiebel, 3 Cocktailtomaten, Gurke, Paprikaschote, Möhre)

Salz, Pfeffer

Petersilie

Zubereitung

1. Die Linsen mit der Brühe aufkochen und zugedeckt bei schwacher Hitze in 45 Minuten weich garen. Die Linsen in einer Schüssel mit Zitronensaft und Essig verrühren und lauwarm abkühlen lassen.

2. Das Gemüse waschen und putzen. Tomaten vierteln, Gurke und Paprikaschote klein würfeln, die Möhre schälen und grob raspeln. Das Gemüse mit den lauwarmen Linsen vermischen.

3. Den Linsensalat mit Salz und Pfeffer würzen. Petersilie waschen, trockenschütteln, klein zupfen und über den Linsensalat streuen.

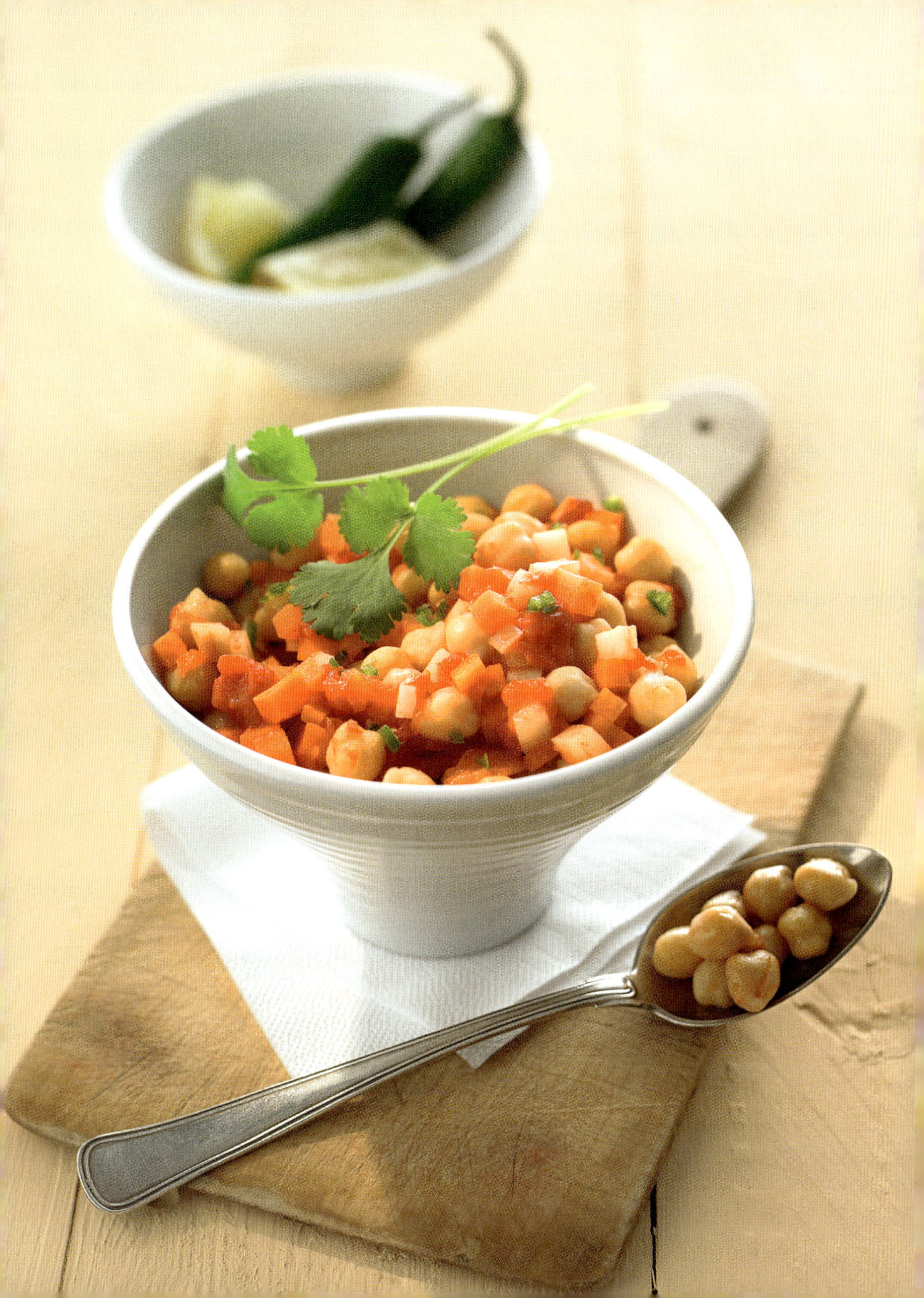

Mit Tofu, Sprossen & Pilzen

Tofu, ein aus Soja- bzw. Mungobohnen hergestellter vegetarischer Quark, sowie frische Sprossen von Hülsenfrüchten sind gute Eiweißlieferanten für abwechslungsreiche Gerichte. Tofu lässt sich vielfältig zubereiten. Er eignet sich sowohl zum Braten als auch – im pürierten Zustand – zur Herstellung von Teigen und Saucen. Sprossen bringen unwiderstehliche Frische in die Gerichte. Sie sollten nur kurz erwärmt werden, um ihre Vitalstoffe zu erhalten. Auch Shiitake und Austernpilze sind wertvolle Eiweißlieferanten, da sie alle essenziellen Aminosäuren enthalten.

Asiatisches Wokgemüse mit Sprossen

Für 1 Portion

1 Portion Gemüse (Frühlingszwiebel, Zucchini, rote Paprikaschote, Champignons)
1 kleine Knoblauchzehe
gemahlenes Zitronengras
gemahlener Galgant
Sambal Oelek
1 TL Balsamicoessig
50 ml Gemüsebrühe
Salz
1 Portion Sojabohnensprossen

Zubereitung

1. Die Frühlingszwiebel waschen, putzen, längs halbieren und in Stücke schneiden. Die Zucchini waschen, putzen und in Scheiben schneiden. Die Paprikaschote waschen, Stielansatz, Kerne und Trennwände entfernen und das Fruchtfleisch in Stücke schneiden. Die Champignons mit Küchenkrepp säubern und vierteln. Den Knoblauch abziehen und hacken.

2. Einen Wok erhitzen und Frühlingszwiebel, Knoblauch, Zitronengras, Galgant und Sambal Oelek darin unter ständigem Rühren anbraten. Das restliche Gemüse zufügen und alles 5 Minuten pfannenrühren.

3. Essig und Gemüsebrühe unter das Gemüse rühren und alles zusammen weitere 5 Minuten pfannenrühren. Mit Salz würzen.

4. Die Sojabohnensprossen waschen, abtropfen lassen, unterrühren und 1 Minute mitgaren.

Kürbissuppe mit Shiitake

Für 1 Portion

1 Portion Gemüse (Kürbis, Möhre, 1 EL gewürfelte Zwiebel)

frischer Ingwer

1 TL Currypulver

250 ml Gemüsebrühe

1 Portion Shiitake (Pilze)

Salz, Pfeffer

2 EL Zitronensaft

Zubereitung

1. Den Kürbis schälen, die Kerne und das faserige Innere entfernen und das Fruchtfleisch würfeln. Die Möhre waschen, schälen und ebenfalls in Würfel schneiden. Den Ingwer schälen und fein hacken.

2. Kürbis, Möhre, Zwiebel und Ingwer in einem Topf mit 2 Esslöffeln Wasser 3 Minuten dünsten. Mit Currypulver würzen und die Brühe aufgießen. Zugedeckt bei mittlerer Hitze 20 Minuten garen.

3. Shiitake mit Küchenkrepp abreiben, die Stiele entfernen und die Pilzhüte fein schneiden. Eine Pfanne ohne Fett erhitzen und die Pilze darin 3 bis 4 Minuten unter Wenden rösten, beiseite stellen.

4. Das Gemüse mit der Brühe fein pürieren und weitere 5 Minuten bei schwacher Hitze kochen lassen. Mit Salz, Pfeffer und Zitronensaft würzen. Die Shiitake zugeben und kurz ziehen lassen.

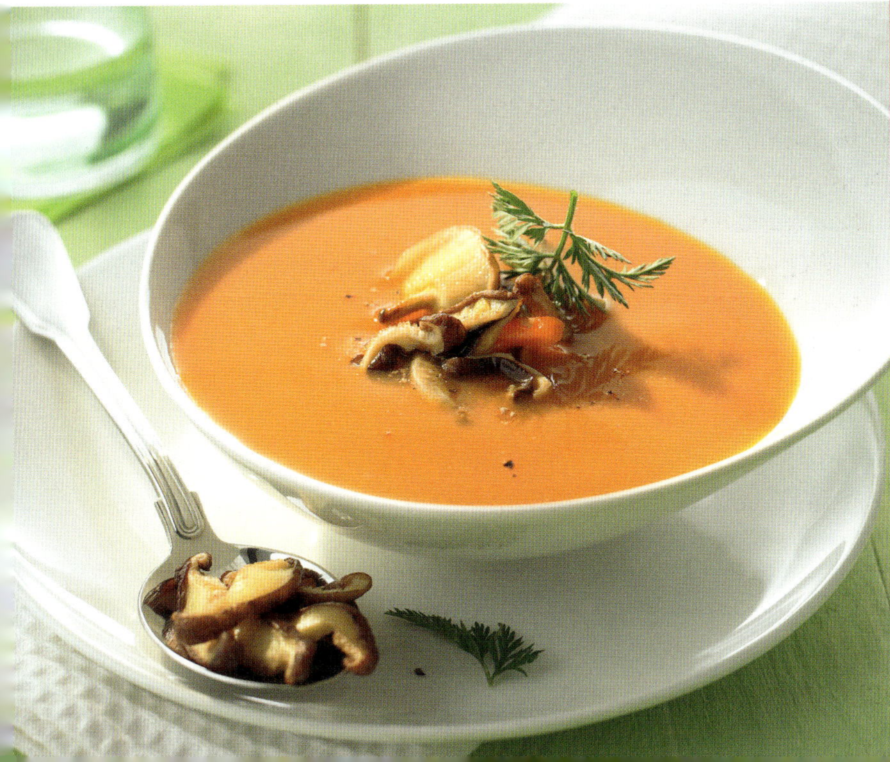

Feine Gaumenfreude verspricht die Kürbissuppe mit Shiitake.

Chinakohl mit Paprika und Tofu (Foto)

Für 1 Portion
1 Portion Tofu
frischer Ingwer
1 1/2 EL Balsamicoessig
1 Portion Gemüse (Chinakohl, Paprikaschote, 1 EL gewürfelte Zwiebel)
1 Knoblauchzehe
Salz
1 Messerspitze Sambal Oelek

Zubereitung

1. Tofu klein würfeln. Ingwer schälen, fein reiben und mit 1 Esslöffel Essig verrühren. Die Tofuwürfel darin 30 Minuten marinieren.

2. Chinakohl waschen, putzen und in 2 Zentimeter breite Streifen schneiden. Paprikaschote waschen, putzen und in Streifen schneiden. Den Knoblauch abziehen und fein hacken.

3. In einer beschichteten Pfanne die Zwiebeln unter Rühren glasig dünsten. Paprika, Chinakohl und Knoblauch zufügen. Zugedeckt bei mittlerer Hitze 5 Minuten dünsten, dabei nach Bedarf wenig Wasser zugeben. Mit dem restlichen Essig, Salz und Sambal Oelek würzen.

4. Eine Pfanne erhitzen und die Tofuwürfel darin goldbraun braten. Das Gemüse und den Tofu auf einem Teller anrichten.

Bunte Gemüse-Tofu-Pizza

Für 1 Portion
1 Portion Gemüse (Brokkoli, Möhre, Frühlingszwiebel, 1/2 Tomate)
1 Portion Tofu
1 Roggenknäckebrot
50 ml Gemüsebrühe
Salz, Pfeffer
2 TL Oregano

Zubereitung

1. Gemüse waschen, putzen. Brokkoli in Röschen teilen. Möhre schälen und raspeln. Frühlingszwiebel schneiden. Tomate würfeln.

2. Tofu mit einer Gabel grob zerkleinern. Roggenknäckebrot in einen Rührbecher geben und mit einem Mixstab zu Mehl vermahlen.

3. Brokkoli und Möhre in der Gemüsebrühe bissfest garen. Die Hälfte des gegarten Gemüses beiseitelegen. Die andere Hälfte mit dem Tofu pürieren und mit Salz, Pfeffer und Oregano würzen. Das Roggenmehl unter die Tofumasse mischen.

4. Backofen auf 200 °C (Umluft 180 °C, Gas Stufe 3-4) vorheizen. Eine kleine Backform mit der Tofumasse auslegen. Das Gemüse darauf verteilen. Pizza im heißen Backofen 10 bis 15 Minuten backen.

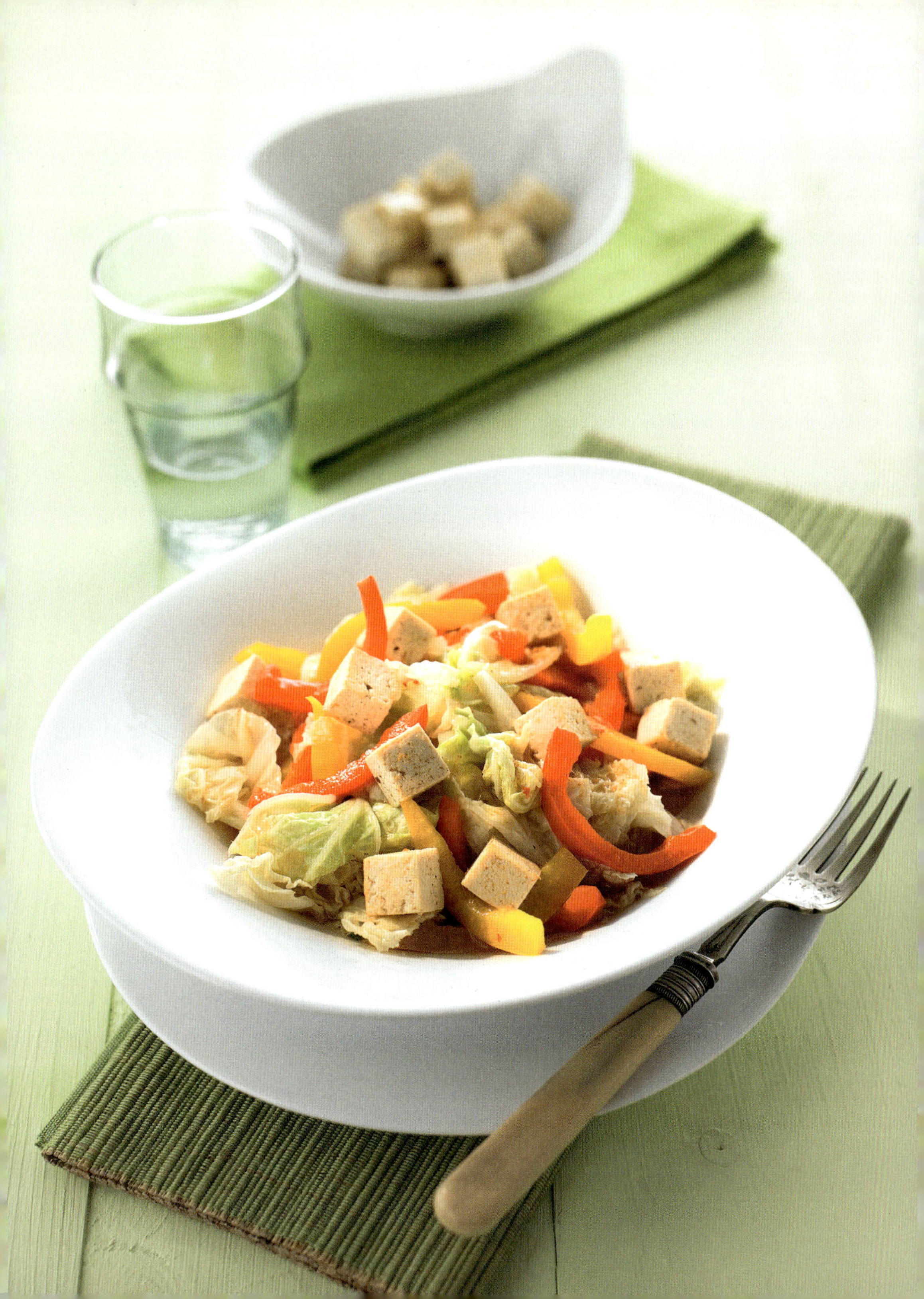

Register

Redaktionsleitung
Susanne Kirstein

Projektleitung
Sonia Gembus

Redaktion
Dr. Ute Paul-Prößler

Gesamtproducing
v*büro –
Jan-Dirk Hansen

Bildredaktion
Elisabeth Franz

Korrektorat
Susanne Langer

Umschlag
Reinhard Soll

Reproduktion
Artilitho, Lavis-Trento

Druck und Bindung
Alcione, Lavis-Trento

Printed in Italy

ISBN 978-3-517-08499-2
9817 2635 4453 6271

FSC
Mix
Produktgruppe aus vorbildlich bewirtschafteten Wäldern und anderen kontrollierten Herkünften
Zert.-Nr. SA-COC-002021
www.fsc.org
© 1996 Forest Stewardship Council

Verlagsgruppe
Random House
FSC-DEU-0100
Das FSC-zertifizierte Papier *Profibulk* für dieses Buch liefert Sappi Alfeld

Hinweis

Die Ratschläge in diesem Buch sind von Autor und Verlag sorgfältig erwogen und geprüft; dennoch kann eine Garantie nicht übernommen werden. Eine Haftung des Autors bzw. des Verlags und dessen Beauftragten für Personen-, Sach- und Vermögensschäden ist ausgeschlossen.

Impressum

Bildnachweis

Fotografie: Klaus Arras, Köln, mit Ausnahme von:

Banana Stock (liz.frei): 104; Creativ Collection: 121 (ccvision, liz.frei); Dynamic Graphic (liz.frei) 29; Fancy (liz.frei): 49, 67; Getty Images, München: 59 (Hill Creek Pictures), 40 (lifesize RF, liz.frei), 125 (PhotoDisc, liz.frei); GoodShoot (liz.frei): 107; IFA, München: 103 (Stockbyte, liz.frei); istockphoto (liz.frei): 47; Jump, Hamburg: 4 (Martina Sandkühler); Mauritius Images, Mittenwald: 35 (nonstock); PhotoDisc (liz.frei): 20, 64; Picture Alliance, Frankfurt: 15 (Lehtikuva/Hehkuva); Südwest Verlag, München: 70 (Klaus Arras), 85 (Marlene Gemke), 119 (Nicolas Olonetzky), 2 (Antje Plewinski), 100 (Kristiane Vey); Systemed Verlag, Lünen 78

Weitere Illustrationen (U1 und Innenteil): Jan-Dirk Hansen, München

Literatur

Pudel, V., Worm, N., Walle, H., Liebermeister, H.: Konsenspapier Ernährung 2008. Bodymed-Auftakttagung, Saarbrücken, 23. Januar 2008.
Eine ausführliche Literaturliste über weitere wissenschaftliche Artikel schickt der Autor auf Anfrage gerne zu.